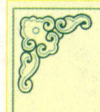

国医绝学百日通

妙用姜葱蒜蜜养生祛病

李玉波　翟志光　袁香桃◎主编

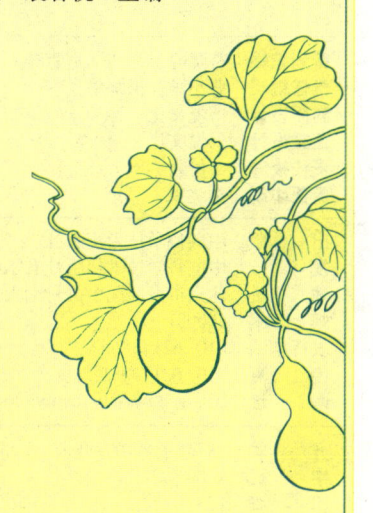

中国科学技术出版社
·北京·

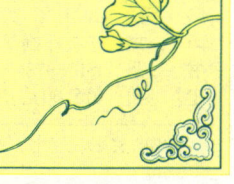

图书在版编目（CIP）数据

妙用姜葱蒜蜜养生祛病/李玉波,翟志光,袁香桃主编.-- 北京：中国科学技术出版社,2025.2
（国医绝学百日通）
ISBN 978-7-5236-0766-4

Ⅰ.①妙… Ⅱ.①李…②翟…③袁… Ⅲ.①养生（中医）②食物疗法 Ⅳ.①R212②R247.1

中国国家版本馆CIP数据核字（2024）第098706号

策划编辑	符晓静　李洁　卢紫晔
责任编辑	曹小雅　王晓平
封面设计	博悦文化
正文设计	博悦文化
责任校对	吕传新
责任印制	李晓霖

出　　版	中国科学技术出版社
发　　行	中国科学技术出版社有限公司
地　　址	北京市海淀区中关村南大街 16 号
邮　　编	100081
发行电话	010-62173865
传　　真	010-62173081
网　　址	http://www.cspbooks.com.cn

开　　本	787毫米×1092毫米　1/32
字　　数	4100千字
印　　张	123
版　　次	2025 年 2 月第 1 版
印　　次	2025 年 2 月第 1 次印刷
印　　刷	小森印刷（天津）有限公司
书　　号	ISBN 978-7-5236-0766-4/R·3282
定　　价	615.00元（全41册）

（凡购买本社图书，如有缺页、倒页、脱页者，本社销售中心负责调换）

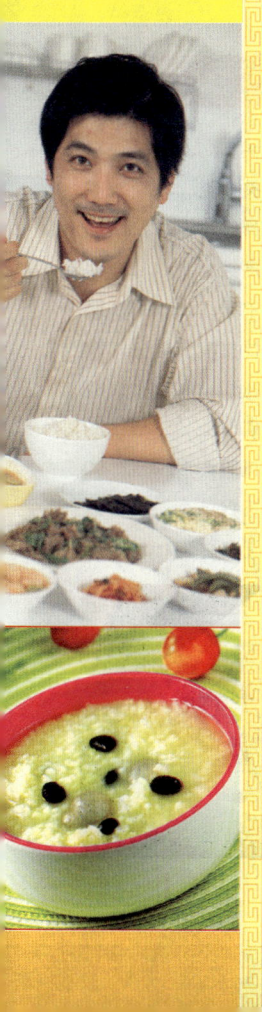

【目录】

第一章
认识治病又养生的姜葱蒜蜜

第一节　认识神奇的生姜..................2
第二节　认识神奇的大葱..................5
第三节　认识神奇的大蒜..................8
第四节　认识神奇的蜂蜜..................12

第二章
姜葱蒜蜜美容实用便方

第一节　亮眼明眸..........................18
第二节　美白淡斑..........................19
第三节　祛皱抗老化........................21
第四节　排毒祛痘..........................23
第五节　生发乌发..........................25

第三章
姜葱蒜蜜养生实用便方

第一节　防癌抗癌..........................28
第二节　滋阴壮阳..........................29
第三节　活血化瘀..........................31
第四节　益气补血..........................33

第五节	健胃消食	35
第六节	生津止渴	37
第七节	补心安神	39
第八节	舒筋活络	41
第九节	延年益寿	43
第十节	增强免疫力	45

第四章 姜葱蒜蜜祛病实用便方

第一节	感冒	48
第二节	慢性支气管炎	50
第三节	咳嗽	52
第四节	哮喘	54
第五节	肺炎	56
第六节	消化不良	57
第七节	呕吐	58
第八节	腹泻	59
第九节	便秘	61
第十节	腹痛	63
第十一节	肝炎	64
第十二节	高血压	65
第十三节	冠心病	67
第十四节	中风后遗症	69
第十五节	贫血	71
第十六节	糖尿病	72
第十七节	肥胖症	74
第十八节	更年期综合征	75
第十九节	慢性肾炎	77
第二十节	尿路感染	79
第二十一节	头痛	81
第二十二节	关节炎	82
第二十三节	月经不调	83
第二十四节	痛经	84
第二十五节	中暑	85
第二十六节	昆虫咬、蜇伤	86
第二十七节	扭伤	87
第二十八节	鼻炎	89
第二十九节	口腔溃疡	90
第三十节	带下病	91
第三十一节	无名肿毒	92

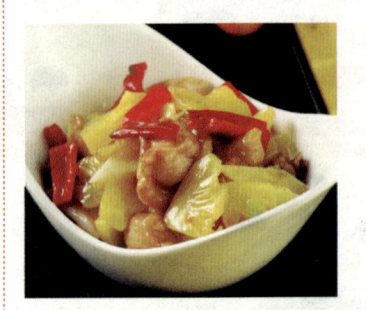

第一章

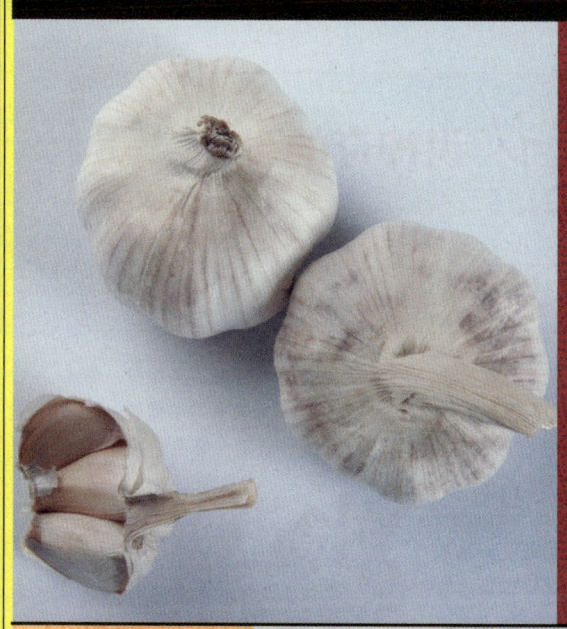

姜葱蒜蜜

认识治病又养生的

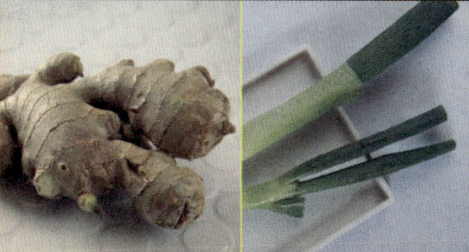

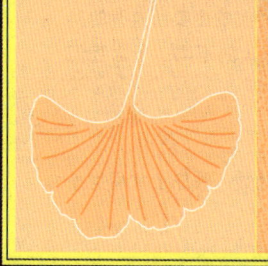

前言……

姜葱蒜蜜自古就有解毒、排毒疗效，春秋时期的孔子更以"不撤姜食"为养生之道。如今，姜葱蒜蜜更是被赋予了"最疗人间病"的美誉。姜葱蒜蜜取材简便、使用便捷、价格低廉、疗效显著，非常适合人们日常养生保健、防病治病之用。

第一节 认识神奇的生姜

认识生姜的食用、药用价值

生姜味辛,主要成分有姜醇、姜烯、水芹烯、柠檬醛、芳樟醇、姜辣素、天门冬素、谷氨酸、丝氨酸、甘氨酸及淀粉等;具有温中健脾、驱寒散瘀、活血止痛等功效;专治风寒感冒、头痛、咳嗽、哮喘、胃寒、呕吐、疝气、月经不调、痢疾、腰痛等。

现代医学研究表明,生姜不仅能够刺激胃液分泌、促进肠道蠕动、激发消化系统功能,还能够促进血液循环、增强中枢神经系统功能,对心脏、神经等有直接兴奋作用,更能够抑制细菌的滋生,起到杀菌抗病毒的作用。

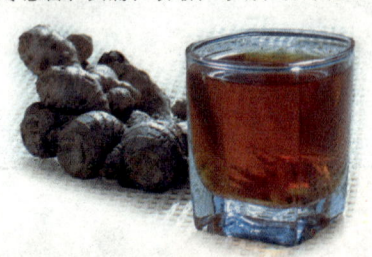

生姜对防治感冒十分有效,尤其是姜茶效果更为显著

另外,生姜含有大量的姜辣素,当其进入体内,能产生一种抗氧化酶,能够有效对付氧自由基,其效力远远强于维生素E,所以在一定程度上,食用生姜有利于抵抗衰老。

生姜对人体的食用和药用价值很高,不仅不同种类的生姜所具有的功效不同,生姜的不同部位所具有的功用价值也有很大的不同。下面我们就将姜的具体功效介绍给大家。

从生姜的部位看价值

◎**生姜皮**:别名姜片或姜衣,因其性凉而具有消肿功效,临床上常用生姜皮治疗水肿、癃闭等病症。

◎**生姜汁**：性温，有驱寒温经的功效，对于一些急症有显著疗效，如中暑、中风、中毒等；也可以治疗诸多寒证，如胃寒导致的反胃、风湿疼痛，风寒引起的咳嗽、哮喘等。

从生姜的种类看价值

◎**干姜**：干姜含有姜烯、水芹烯、姜烯酮、姜辣素、姜酮等挥发油，具有温中散寒、通经活络、止血止痛、止呕回阳等功效，又因其直接入胃、肾、肺等经脉，可有效治疗胃痛、腹胀、咳喘、风湿、痢疾、便血、泄泻、痛经、阳痿等病症。

◎**炮姜**：炮姜与干姜的作用相近，有温经止血的功效，常与干姜合炒，适用于虚寒型出血（吐血、便血）、脾胃虚寒（痢疾、泄泻、腹痛、腹胀等）。

◎**煨姜**：煨姜性热味辛，专治寒证，如胃寒疼痛、腹痛腹胀、泄泻等。

利用生姜祛病养生的技巧

干姜巧炮制

干姜的最佳加工时间应在每年的冬季，此时的干姜茎叶正值枯萎期，挖出生姜后，先将生姜的茎叶、须根和泥沙等去除，然后用水浸泡3~6个小时，捞出沥干水分，切成片或小块，再风干、晒干或烘干。

烹调时生姜需拍碎

拍碎生姜主要是为了给菜肴赋予独特的风味，使菜肴飘逸出诱人的香气，起到去毒、化湿功效，保障人体健康。

优质生姜的选购及居家贮存小秘诀

生姜的选购不可贪"色"

购买生姜时，一定要仔细辨别生姜的颜色。凡是外表微黄、切开时里面比较白嫩，且表皮已经脱落的生姜，大多是被硫黄熏烤过的，其内含有铅、硫、砷等有毒物质，一旦食用就会对呼吸系统产生危害，严重时甚至会伤害肝脏和肾脏。

保存生姜需有道

生姜贮存不当多半会发酵变质，贮存生姜时要尤其注意保持适宜的湿度。具体方法是：在花盆或脸盆底部，垫上一层半干的沙子，放上一层鲜姜后再铺上一层半干的沙子。在整个贮存过程中还要经常洒上点水，以保证适宜的湿度，防止生姜变干或烂掉。以这种方式保存生姜，基本可以维持半年以上，效果非常明显。

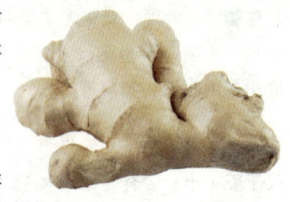

购买和贮存生姜都应该以新鲜为第一原则

使用生姜时的注意事项

姜的吃法很多，例如，喝姜汤和姜粥，煮菜热油时放点姜丝，炖肉、煎鱼加姜片，制作水饺馅时加点姜末，既能使味道鲜美，又有助于开胃健脾、提神醒脑、增进食欲、促进胃肠对营养成分的吸收。不过，姜有一定的药理作用，我们应该注意它的一些用法和禁忌。

◎一次吃姜不宜过多，以免吸收大量姜辣素，在排泄过程中会刺激肾脏，产生口干、咽痛、便秘等上火病症。

◎不要吃烂了的生姜，因为腐烂的姜会产生一种毒性很强的物质——黄樟素，人即使吃得很少，它也会很快进入肝脏，引起肝细胞中毒、变性、坏死，不仅会对肝功能造成一定损害，还会诱发肝癌、食管癌等。因此，"烂姜不烂味"的说法是错误的。

◎夏季天气炎热，人们容易口干、烦渴、咽痛、汗多，姜性温味辛，属热性食物，根据"热者寒之"原则，不宜多吃，在做菜或做汤的时候放几片即可。

◎肝炎患者食用生姜，不利于病情恢复。因为生姜的主要成分姜辣素及变质生姜中的黄樟素，都能使肝炎患者的肝细胞发生变性、坏死及间质组织增生、炎症浸润、肝功能异常等。因此，肝炎患者忌吃生姜。

第二节 认识神奇的大葱

认识大葱的食用、药用价值

传说大葱是在神农尝百草时发现的，早在战国时期，《山海经》就有"北单之山，无草木，多葱韭"的记载。古人很早便知大葱不仅是调味佳蔬，而且是防治疾病的良药，具有通阳发表、解毒止痛、祛痰利尿、增强食欲之功效。

大葱中含有一定量的维生素C，有舒张小血管、促进血液循环的作用。经常吃大葱的人，即便脂多体胖，但胆固醇并不增高，而且体质强壮。它所含的微量元素硒，可降低胃液内的亚硝酸盐含量，对预防胃癌及多种癌症有一定作用。其所具有的刺激性气味为挥发油和辣素，产生特殊香气，以去除腥膻等油腻厚味菜肴中的异味，并有较强的杀菌作用，还可以刺激消化液的分泌，增进食欲。

另外，大葱的葱白、葱叶、葱须、葱子、葱衣、葱涕等均具有强大的食用和药用价值。具体表现如下。

葱白的食用和药用价值

葱白自古就被人们视为良药，性温，具有除湿驱寒、活络止痛的功效，对治疗伤寒、感冒、头痛、目眩、风湿疼痛、乳痈、耳鸣、中毒等病症均有显著疗效。

葱白的主要成分为蒜素、维生素A、维生素C、维生素B_1、维生素B_2、脂肪油等，其中蒜素具有挥发性，可杀菌排毒，尤其对白喉杆菌、结核杆菌、痢疾杆菌、葡萄球菌及链球菌等有强大的抑制作用，可治疗多种皮肤问题；而维生素则对增强身体抵抗力、防止风寒感冒、治疗脾胃肠道不适有极大的功用。

📄 葱叶的食用和药用价值

葱叶味辛、性温，有通阳理气、祛风发汗、解毒消肿、散寒除湿的功效。葱叶不仅含有葡萄糖、果糖、蔗糖、麦芽糖及多种低果聚糖，还含有少量淀粉、半纤维素、α-纤维素和木质素等，有补五脏、杀百毒的功效，可有效治疗风寒感冒、头痛、鼻出血、中风、水肿、脚气、癃闭、阴茎肿大、跌打损伤、疮痈肿痛等病症。

📄 葱须的食用和药用价值

因葱须性平，具有消肿止痛、活血化瘀、理气发汗等功效，临床上多用于治疗风寒感冒、咽喉肿痛、冻伤、便血、痔疮、脱肛、子宫脱垂等病症。

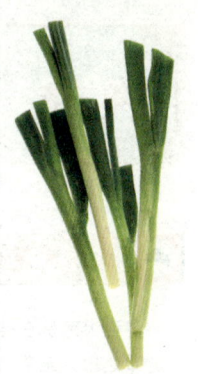

葱全身都是宝，可根据不同病症选择不同的食疗部位

📄 葱子的食用和药用价值

葱子性温，具有强大的温肾壮阳、明目亮睛的功效，临床上常用于治疗肾虚、阳痿、早泄、性功能障碍、不孕不育、目眩、目视模糊、视力低下等病症。

📄 葱衣的食用和药用价值

葱衣就是葱白的表皮，性平，具有驱寒除湿的功效，对于寒证和湿证均具有显著疗效，可治疗腹痛、痢疾、疝气、阴囊坠痛、湿疹等病症。

📄 葱涕的食用和药用价值

葱涕味辛性温，无毒，有活血化瘀、消肿止痛、排脓驱虫等功效，临床上常用于治疗感冒、鼻出血、便血、跌打损伤、痈肿、外痔、耳聋、乳痈、丹毒、小儿蛔虫性不全肠梗阻等病症。

🌳 优质大葱的选购及居家贮存小秘诀

📄 大葱选购指南

◎ **优质大葱**：看上去青绿富有光泽，没有枯叶、烂叶和黄叶；葱茎比较粗壮，且硬实，没有断折；葱白则比较长，管状叶较短，根部没有腐烂的迹象等；闻上去散发着清香味和辛辣味。

◎**劣质大葱**：葱茎较细小、粗细和高矮不均；葱白较短；葱叶有枯、焦、烂和发黄的迹象；葱心则空而不充实；根部有明显腐烂、折断或损伤的痕迹，闻上去有腐烂味，辛辣味几乎没有或很淡。

大葱贮存指南

◎大葱的贮存应极力避免潮湿，可将其捆绑成束，根朝下放在背阳面，以免其沾水而腐烂；也可将大葱栽种在自家不太暖和的地方，任其慢慢生长。

◎俗话说"大葱不怕冻，就怕动"，大葱在贮存过程中应禁止搬动，即便冬天较冻，也不应该随意搬动，因为大葱受冻只会让细胞间的水分结冰，并不会损伤细胞壁，气温上升后，大葱自然就会复苏，不会影响大葱原本的清鲜味道。而如果搬动大葱，则会使大葱受到严重挤压，导致细胞壁受损、细胞液溢出，从而易使大葱变质腐烂。

使用大葱时的注意事项

大葱的营养价值和功效大，在日常饮食中，只需要稍加注意，就可以通过食用大葱，对疾病和病症起到一定的预防和治疗作用。

◎葱对汗腺刺激比较强，有腋臭的人在夏季应慎食，多汗的人也应忌食。

◎葱叶中含有丰富的胡萝卜素、维生素 A，不要轻易丢弃。

◎根据烹饪的主料，大葱的切法可以不同，如炖汤大多用葱段，而汤面多用葱末，但均不宜太长时间的煎、炸等。

◎大葱含有一定的烯丙基硫醚，具有挥发性，因此大葱不适宜在水里浸泡或熬煮太长时间，以免大葱中的营养成分流失。

◎葱花一般在熄火后加入菜肴中，其香味会更浓，口感也会更美味，同时还可以最大限度地发挥烯丙基硫醚的作用。

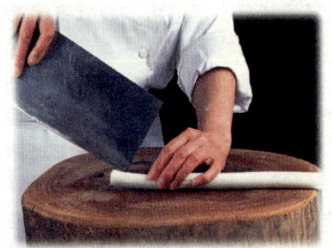

根据不同的材料及烹制方法，应选择不同的切葱方法

第三节 认识神奇的大蒜

认识大蒜的食用、药用价值

大蒜又称胡蒜,味道辛辣,有强烈的刺激性气味,是烹饪中不可缺少的调味品,被人们誉为"天然抗生素"。

防癌显奇效

大蒜含有丰富的蛋白质、维生素及矿物质等,对致癌物质"亚硝胺"有抑制作用,能够有效阻止胃内硝酸盐还原菌的生长,增强人体免疫系统的功能,从而加强对癌细胞的控制;大蒜还含有一些活性物质,如二烯丙三硫、乙烷硫代磺酸乙酯等,能够阻止癌细胞突变,甚至直接杀死癌细胞,控制癌症病情的恶化;大蒜还含有大量的硒元素,能够促进癌细胞的分解,起到延缓或抑制癌变发生的作用。

降"三高"有特效

大蒜含有蛋白质、维生素C等,能够明显地减缓心率,增加心脏收缩能力,从而促进血液的正常循环,防止动脉粥样硬化,起到一定降压作用;而大蒜精油对分解胆固醇、抑制胆固醇附着在血管壁上也有极大的作用,从而可以降低高脂血症患者体内胆固醇和三酰甘油的含量。另外,近年来,由于人们的膳食结构不够合理,人体中硒的摄入减少,使得胰岛素合成功能下降。而蒜中含硒较多,对人体中胰岛素的合成起到一定作

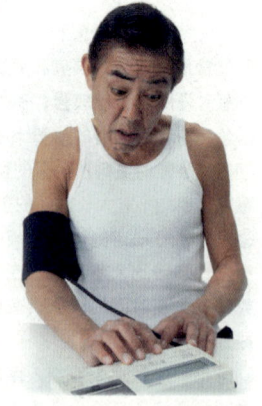

"三高"患者如果平时能够多吃大蒜,血压会明显下降,血糖、血脂也会有所下降

用，所以糖尿病患者多食大蒜有助于减轻病情。

抗菌消炎有显效

大蒜含有一种叫"硫化丙烯"的辣素，其杀菌能力可达到青霉素的十分之一，对病原菌和寄生虫都有良好的杀灭作用，可以起到预防流感、防止伤口感染、治疗感染性疾病和驱虫的功效。另外，大蒜所含的挥发性物质，如大蒜汁，对多种致病菌，如粪肠球菌、伤寒杆菌等也有明显的抑制作用。

美容养颜有功用

大蒜中所含的多数刺激成分，对于面部皮肤的血管收缩有明显的功效，能够促进血液循环，加强肌肤的新陈代谢，进一步恢复面部皮肤的光泽、弹性，从而抑制黑色素的沉淀，并软化角质层、消除细纹、祛除雀斑，使肌肤变得更加白皙、细腻和富有光泽。

利用大蒜祛病养生的技巧

生吃大蒜好处多

大蒜素不耐高热，煮熟或煎炸均会破坏蒜素的有效元素，极易降低大蒜的杀毒、抗菌、防癌的功效，因此大蒜应该生吃。

但是，对于不习惯或不喜欢大蒜辛辣刺激味道的人，最好将大蒜捣成蒜泥，然后加入适量芝麻油和酱油，将其与凉菜一同搅拌均匀，再食用，以便于初食者能够适应蒜味，养成生吃大蒜的习惯。

自制糖蒜去辛辣

将新鲜的大蒜去除根和须，然后用清水浸泡，不得少于5日，每天最好换1次水；再撒入适量盐腌制，每日拨翻1次，4日后即可捞出来晒干，再放入适量白糖，数日后即成。糖蒜可以去除大蒜的辛辣

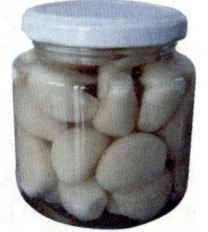

糖蒜制作简单，可居家自制

味，口感清淡且略甜，老少皆宜。

▢ 制作大蒜糖浆巧祛病

准备紫皮大蒜50克，捣碎后浸泡于100毫升的开水中，2个小时后用搅拌机搅拌，取汁，加入适量糖浆调匀即可。每日2次，每次20毫升，具有止咳化痰、驱寒降压等功效，可治疗痢疾、肠炎、肺结核和高血压等病症。

优质大蒜的选购及居家贮存小秘诀

▢ 挑选优质大蒜的小窍门

实践证明，优质好蒜在药效上比"不新鲜的大蒜"要高出一筹，挑选优质大蒜对保证身体健康、防治疾病等均有明显功效。

一般情况下，优质大蒜的主要特征为：蒜秸呈枯黄色，蒜皮为紫红色或白色，清洁而有光泽，蒜根多为灰黄色，带土少，蒜头不裂瓣。而蒜秸、蒜皮、蒜根呈灰黑色或灰黄色，有黑色霉点，蒜根带土多则多半为捂过的大蒜。

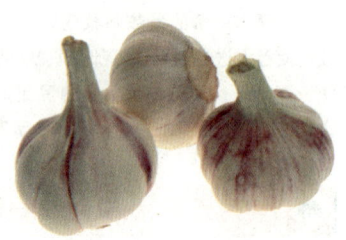

选购大蒜时，可以从外形上区分大蒜的品质。一般情况下，蒜瓣大小均匀者最佳

◎ **从外形上看**：优质大蒜一般蒜皮呈白色，蒜瓣饱满而硬实，有沉甸甸的重量；蒜朵呈圆形，根基部略微凹陷；蒜瓣大小均匀，水分足。

◎ **从触感上看**：摸上去硬实，而不是软绵绵的，且用手捏似乎有蒜汁溢出，则通常为新鲜的优质蒜。

▢ 保存大蒜的小窍门

◎ **用电冰箱保存大蒜的妙招**：大蒜若长时间暴露于空气中，会逐渐变干，营养自然也会跟着流失。因此，可以把大蒜一瓣一瓣剥开，并放入塑料袋中，再一起放入电冰箱保存，其温度最好保持在0℃左右。需要提醒的是，在剥大蒜的时候，千万不要将瓣膜也剥掉，以免造成大量的蒜味散发到整个冰箱里。

◎**放于阴凉通风处保存**：大蒜的水分若不是很多，就不应该放在阳光下暴晒，最好将其放在阴凉干燥通风处晾晒，也不要用纸包起来或用盒子、袋子装起来。

使用大蒜时的注意事项

◎大蒜虽然宜生吃，但不宜空腹食用，因为大蒜所含的蒜素对胃黏膜有比较大的刺激，容易对胃肠黏膜造成伤害，以致引发胃痛、上腹部灼烧感等。

◎中医认为，凡阴虚火旺者应忌服大蒜。因为大蒜直接刺激胃部，且所含的蒜素具有很强的脂溶性，容易引起溶血症，导致贫血。

◎大蒜比较辛辣，吃多了容易伤耗体内的气血，引起气血不足，甚至会影响视力。因此，大蒜不宜多吃，每日食用量不宜超过100克，以免适得其反，造成身体诸多不适。

◎大蒜的杀菌能力很强，很有可能杀死肠内一些有益的细菌，造成体内某种维生素的缺乏，如维生素B_2，使之患上口角炎、舌炎、口唇炎等。

◎大蒜虽然用处很多，但是大蒜的异味比较重，日常生活中，可以把大蒜与鸡蛋和牛奶搭配食用，以有效去除吃完大蒜后产生的口腔异味，也可以饭后喝茶或咖啡、刷牙、嚼荷兰芹等帮助祛除口腔异味。

◎吃大蒜以后最好不要立即喝热汤或热茶，哪怕是热开水也不能喝，否则，极容易损伤肠胃功能。

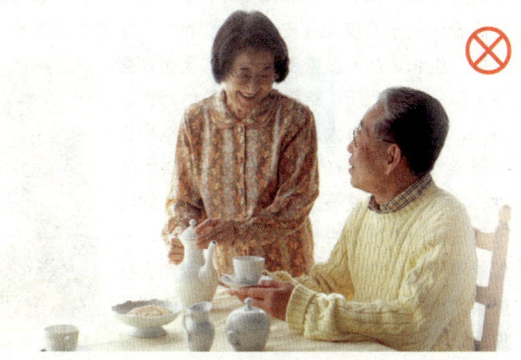

◎若要把大蒜涂抹在皮肤上，则一定要先经过试验，以免发生皮肤过敏，有皮肤过敏史的人一定要格外小心使用。

吃大蒜后，最好不要立即喝热开水或热茶，以免伤及肠胃

第四节 认识神奇的蜂蜜

认识蜂蜜的食用、药用价值

抗衰老、长年岁

蜂蜜功用类似"松果体",不仅可以调节体内激素水平和正常生理功能,还可以刺激神经内分泌系统的功能,帮助人体迅速分泌激素,从而有效调节人体脏腑功能,使得全身的内分泌系统、免疫系统得到协调发展,保证人体内环境的稳定、身体的强壮,起到延年益寿的作用。另外,蜂蜜的主要成分是糖分,尤其是蜂蜜多糖,可以对抗、阻止和延缓大脑、皮肤老化,从而有效对抗衰老和更年期综合征。

美容、养颜、护肤

中医认为,蜂蜜是天然的美容剂。蜂蜜中含有大量的葡萄糖、果糖及多种维生素、微量元素和酶类等,这些物质均为有益皮肤的护肤因子,这些成分作用于表皮和真皮,可以为细胞提供充足的养分,促进皮肤细胞的分裂、生长,从而改善皮肤的新陈代谢,有效减少色素的沉积,给肌肤水润般的呵护。另外,蜂蜜还含有大量的蛋白质,能够积极促进皮下组织细胞的活动、增强皮肤的弹性、消除面部皱纹等。同时,蜂蜜所含的胶原蛋白是肌肤细胞生长的主要营养成分,不仅能够保证肌肤的水润平衡,更能增加皮肤的柔软度和白嫩性。加上蜂蜜对肠胃的刺激作用,更能促进肠胃的蠕动,通过正常的排泄,可以有效地增添肌肤的活力、延缓肌肤

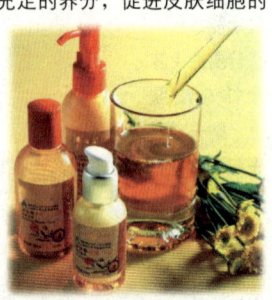

蜂蜜具有排毒养颜的强大作用,爱美的女性应该常食

的衰老等。

□ 降血脂

血脂是血液中脂肪的总称,主要是指血中的胆固醇、三酰甘油、磷脂和脂肪酸等。血脂过高多半会产生高脂血症。而蜂蜜富含多种维生素,能够促进肝脏脂肪代谢,有效防止胆固醇附着在血管壁上,加上蜂蜜中乙酰胆碱对大脑的作用,会降低血脂,防止动脉硬化。

除此之外,蜂蜜还有抗疲劳、保肝护肝、抗击肿瘤、活化腑脏器官功能、增进食欲、调节免疫功能、修复细胞损伤等作用。可见,蜂蜜不仅对一些小病小痛有防治作用,对一些大病大痛也有一定的缓解和改善作用。

蜂蜜的等级划分

根据蜜蜂采集的蜜源植物、蜂蜜质量、气味不同,蜂蜜一般分为4个等级,分别为一等蜂蜜、二等蜂蜜、三等蜂蜜。其中一等蜂蜜多呈水白色或浅琥珀色,液体较为黏稠,且味道甜而不腻,不容易结晶;二、三等蜂蜜,其气味、液体黏稠状态、味道与一等蜂蜜有一定差距。

下面就来介绍几种最常见的蜂蜜的色、香、味情况,以帮助您精确地区分。

等级划分	蜂蜜名称	色泽	香味	味道	结晶状况
一等蜂蜜	荔枝蜜	浅琥珀色	浓烈的荔枝花香	甘甜润口	结晶后细腻
	紫云英蜜	浅琥珀色且微带青色	清香爽口	味鲜甜润而不腻	不易结晶
	刺槐蜜	水白色或白色	槐花香味	甜而不腻	一般纯槐花蜜不结晶
	荆条蜜	浅琥珀色	荆条花香味	甘甜爽口	不易结晶
	柑橘蜜	白色或浅琥珀色	柑橘芳香味	清新爽口	结晶粒细,呈油脂状
	党参蜜	浅琥珀色	淡淡的党参味	味浓细滑	不易结晶

续表

等级划分	蜂蜜名称	色泽	香味	味道	结晶状况
二等蜂蜜	葵花蜜	浅琥珀色	气味芳香	甜度较高	易结晶,结晶后颜色呈乳白或浅黄色
	油菜蜜	浅琥珀色,略混浊	油菜花香味	味甜润	易结晶,结晶后呈乳白色细粒或油脂状
	枣花蜜	琥珀色,透明	枣的清香	甜味较浓	结晶后为粗粒状
	棉花蜜	浅琥珀色,透明	有乳酸和蔗糖味	甜味浓重	易结晶,呈白色粗粒状
	紫苜蓿蜜	白色或琥珀色	蔗糖含量偏高	甜润适口	易结晶,呈乳白色粒状
三等蜂蜜	芝麻蜜	浅琥珀色	气味淡香	甜味较淡	易结晶,呈乳白色或淡黄色
	乌桕蜜	浅琥珀色	气味浓香,有轻微的醇酸味	回味较重	易结晶,粒粗,色黄略暗
	龙眼蜜	琥珀色	有甘甜且微酸味,还有龙眼的香气	甜味较淡	容易结晶,结晶后粒细

优质蜂蜜的选购及居家贮存小秘诀

巧选优质蜂蜜

◎**色泽辨优劣**:一般情况下,将蜂蜜放入一个玻璃杯中,其颜色若呈浅淡色、光亮透明、黏稠且无杂质,即为纯正的蜂蜜。另外,晃动玻璃杯时蜂蜜的颤动比较小,停止晃动后,挂在试管壁上的蜂蜜缓缓往下流也属于品质较好的蜂蜜,否则即为劣质的蜂蜜,很有可能掺入了一些白糖或化学染料。

◎**味道识品质**:纯正的蜂蜜味道往往比较甜和浓,且口感细腻滑绵,喉部略感麻辣,回味无穷。而掺杂了白糖的蜂蜜,香味差且后味短;掺杂了淀粉的蜂蜜则甜味不足、香味减弱。

◎**气味闻真假**:不论是荔枝蜜,还是紫云英蜜,都清香扑鼻,沁人心脾。而劣质的蜂蜜往往会

选购蜂蜜时需谨慎,以免购买到掺假的劣质产品

带有酸味或酒味，甚至有些蜂蜜会因为放置时间比较久而伴有浓重的陈腐味。

◎**含水量看好坏**：质量好的蜂蜜含水量往往较低，可将其滴一滴在纸上，若水滴凝结成水珠，且不易浸透和扩散，则为优质蜂蜜；若水滴呈点滴状，且散开的速度较快，则多半掺有蔗糖或水。

◎**手指捻判真伪**：用一手拇指和食指搓捻少许蜂蜜，若产生细腻柔滑感，且很快搓化，则多半是优质蜂蜜；若是掺糖的蜂蜜则手感粗糙、难以搓化，且坚硬如沙砾。

◎**用筷子和吸水纸鉴质量**：用筷子尖端轻轻将蜂蜜挑起，其挂丝越长，蜂蜜的质量越好；也可以将少许蜂蜜涂抹于吸水性较强的软纸上，其浸润的范围越小，则说明蜂蜜的质量越好。

妙存蜂蜜

◎**成熟的蜂蜜为首选**。成熟的蜂蜜所含水分较少，易于保存；而不成熟的蜂蜜，含水量较高，易于发酵变质，不便于保存。

◎**控制温度以防发酵**。蜂蜜的最佳贮存温度应为10℃以下，因为这样的温度不易使蜂蜜发酵，酵母菌不会任意滋长；而温度一旦超过13℃，蜂蜜就会非常容易结晶，结晶后的蜂蜜则更加易于发酵变质。而夏天因为温度较高，冰箱的冷藏室就成了最好的贮存蜂蜜的地方。

◎**玻璃或陶瓷器皿为最佳存放容器**。为了防止蜂蜜中的酸类物质腐蚀容器，以致造成重金属污染蜂蜜，盛放蜂蜜的容器最好是玻璃或陶瓷材质的，而不是铁、铅等金属容器。这是因为蜂蜜含有有机酸和糖类，在酶的作用下，这些物质会转化为乙酸，会腐蚀铁、铅等金属容器，导致有毒物质的生成，有毒物质不仅会使蜂蜜变质，更会引发中毒。

◎**存放器皿应拧紧盖子**。蜂蜜具有从空气中吸收水分的能力，蜂蜜吸收过多的水分浓度就会降低，容易发酵变质。因此，存放蜂蜜的器皿应拧紧、盖紧，以免蜂蜜接触空气而影响存放的时间。

◎**冒泡蜂蜜不应久放**。蜂蜜表面一旦出现许多小的气泡，可能会引起中毒，因此不适宜继续存放。另外，蜂蜜因为含有大量的葡萄糖而具有较强的吸水性，一旦蜂蜜起泡，则意味着蜂蜜的吸水性下降了，极易引发蜂蜜变质。

使用蜂蜜时的注意事项

婴幼儿和孕妇慎食蜂乳

虽然蜂乳含有丰富的糖类、维生素，对人体大有好处，但是它还含有大量的雌性激素，会使细胞变异，导致性器官发育不正常，尤其是相对比较脆弱的婴幼儿，若孕妇在妊娠期间长期且大量地服用蜂乳，很可能会造成婴幼儿的性早熟。可见，孕妇和婴幼儿不宜经常服用蜂乳。

生蜂蜜不宜食用

蜜蜂在酿制蜂蜜的过程中，因为不辨有无毒性，难免会采集到一些有毒的花粉，尤其在花粉短缺的季节。花粉的毒素往往也会随着酿造过程进入蜂蜜中，因此人吃了生蜂蜜容易发生中毒的危险。除此之外，蜂蜜在收获、运输和保管等诸多环节总会受到一定的细菌入侵，某些细菌的毒性也是很大的，严重时会致人死亡。而相比之下，人食用熟蜂蜜会更加安全可靠。

冲服蜂蜜忌用热开水

现代医学表明，蜂蜜中含有多种营养素，包括多种维生素和酶，其中葡萄糖和果糖的含量最高。这些营养成分对人体的新陈代谢、神经系统和免疫系统均有积极作用。而用热开水冲服蜂蜜，往往会使酶类物质受到极大的破坏，使之产生大量的羟甲基糖醛，对人体的脏腑器官及其功能造成极大的损害。另外，用热开水冲服蜂蜜也会改变蜂蜜的口感，失去蜂蜜原有的甜味，产生一股酸味。

第二章 姜葱蒜蜜

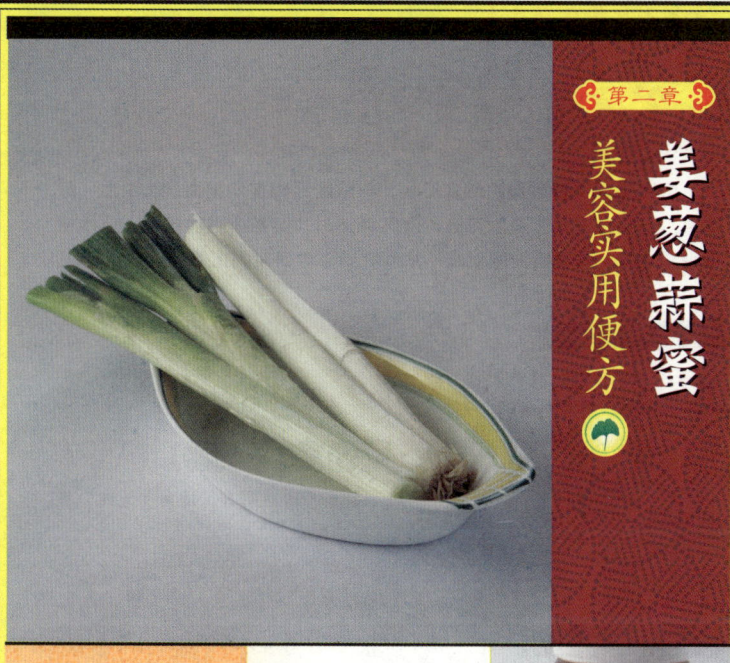

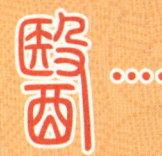

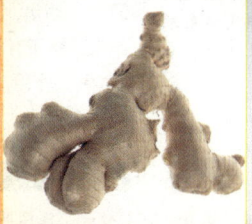

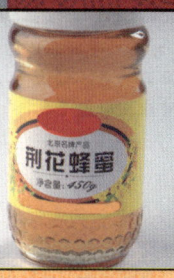

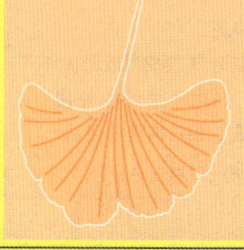

美容实用便方

割肉……

爱美之人对姜葱蒜蜜情有独钟，这主要是基于姜葱蒜蜜强大的美容养颜功效。因它们能活血通络、排毒解毒、发汗宣表，并调节五脏六腑的生理功能。只要对症调配出适宜的便方、妙方，养生、美容、美发和美体等将不再是一件难事。

第一节 亮眼明眸

眼睛是人体精气神的综合反映,与脏腑经络密切相关。心主血,肝藏血。当心血充足、肝血畅旺、肝气顺达时,肾脏所藏的精气,就能借助脾肺之气的传输而到达眼部,从而有助于眼睛发挥正常的生理功能。

桑葚蜜饮

[功效] 滋补双目,祛热明目。适用于两眼昏花、刺痛等病症。

[材料] 桑葚50克,蜂蜜适量。

[做法] 将桑葚去杂洗净,放入锅中,加水适量,熬煮1小时,滤渣取汁,继续煎煮,最后加入蜂蜜煮沸即成。

[用法] 代茶饮,每日1剂。

羊肝大米粥

[功效] 羊肝和葱同煮,具有养肝明目的功效。适用于角膜软化症、夜盲症、弱视等。

[材料] 葱3根,羊肝60克,大米100克。

[做法] 1. 将葱洗净,切段;羊肝去膜、洗净、切片;大米淘洗干净,备用。
2. 将大米煮成稀粥。
3. 炒锅烧热,倒入食用油至六成热,爆香葱段,立即放入羊肝片,快速翻炒几下。
4. 倒入稀粥,改小火熬煮,至羊肝熟透。

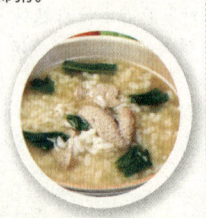

[用法] 分数日服用。

中药生姜泥

[功效] 清热明目,适用于近视、视物模糊等。

[材料] 生姜、明矾、黄连、冰片各0.6克。

[做法] 将生姜洗净去皮,再捣烂成泥状;明矾、黄连、冰片均研磨成细末。将所有材料混合拌匀即成。

[用法] 外用,每日1次,5~7日为1个疗程。

姜泥贴

[功效] 温经明目,可治疗视神经萎缩。适用于眼球萎缩入内。

[材料] 老姜30克。

[做法] 先将老姜泡热,再捣烂成泥状。

[用法] 外用,贴附于眉心,外用纱布、胶布固定。每日临睡前用药,次日晨起时洗净,每日1次。

第二节　美白淡斑

根据斑点的形成原因、形状及颜色的深浅等，可将色斑分为黄褐斑、雀斑和老年斑等几种类型。导致皮肤产生色斑的原因较多，主要包括：内脏功能失调、内分泌失调、遗传因素、药物因素、紫外线照射、精神压力过大、营养不足、妊娠或哺乳因素等。

黄瓜生姜粥

[功效] 健脾养胃，清热利湿，润肤祛斑。适用于肌肤不仁、面部黑斑等症。

[材料] 鲜嫩黄瓜300克，粳米100克，生姜10克，盐适量。

[做法] 将黄瓜洗净，去皮、去心，切成薄片；生姜洗净拍碎，与淘洗干净的粳米一同入锅，加水1000毫升，先用大火烧开，再改用小火熬煮成稀粥，加入黄瓜片和盐，稍煮即成。

[用法] 温热食用，日服2次。

核桃芝麻豆浆蜜饮

[功效] 补肝肾，润五脏。适用于面部黄褐斑。

[材料] 核桃仁、黑芝麻各30克，牛乳、豆浆各200毫升，蜂蜜适量。

[做法] 将核桃仁、黑芝麻放入小石磨中，边倒边磨，磨好后与牛乳、豆浆一同倒入锅中煎煮，煮沸后加入蜂蜜，调匀即成。

[用法] 日服1剂，分早、晚2次服用。

杨妃玉容方

[功效] 化褐斑，增玉容，祛皱纹。适用于面部黄褐斑、面色萎黄等。

[材料] 密陀僧、牛乳各30克，蜂蜜60克。

[做法] 将密陀僧研成细粉，把蜂蜜和牛乳调成糊状，装入瓷瓶，密封备用。

[用法] 外用，晚间搽面，次日晨起洗去。

姜片蜂蜜水

[功效] 强化表皮细胞的活性，有效对抗自由基，消除或减轻脸部和手背部的老年斑。适用于患有皮肤疾病的老年人。

[材料] 姜片适量，蜂蜜少量，开水200～300毫升。

[做法] 1.取适量新鲜的姜片置于水杯中，用开

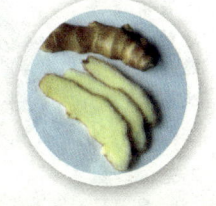

水浸泡5～10分钟。

2.待姜片泡出味儿后，加入蜂蜜搅拌均匀即成。

[用法] 当水饮，每日1剂，早餐半小时后服用。

《大蒜绿豆洁肤膜》

[功效] 大蒜具有抗菌消炎、刺激血液循环的作用，绿豆具有祛热解毒、增加皮肤弹性的作用。因此，此面膜可有效去除角质、软化皮肤、祛斑增白、防止黑色素沉淀、改善色斑等。

[材料] 大蒜、绿豆粉各适量，洁净的面膜贴1块。

[做法] 1.大蒜剥皮，置于微波炉中，用小火去味，需2～3分钟。

2.将蒜捣烂，过滤取汁。

3.将适量绿豆粉倒入大蒜汁液中，调匀。

4.将绿豆泥液涂抹在面膜贴上。

[用法] 外用，10～15分钟，隔日1次。

《珍珠美白蜜茶》

[功效] 具有润肤悦颜功效，可淡化色斑、改善颜面无光泽和皮肤干燥等问题。适用于长有老年斑的人及日照所致的皮肤黑斑者。

[材料] 珍珠2克，蜂蜜30克。

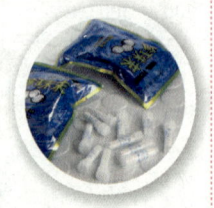

[做法] 将珍珠研成细粉末，与蜂蜜一起置于茶杯中，用沸水冲泡即成。

[用法] 代茶饮，每日1剂，每15剂为1个疗程。

《葱姜蒜香蹄花》

[功效] 美白皮肤，促进其光洁嫩滑，有效消除雀斑和蝴蝶斑等。适用于皮肤老化人群。

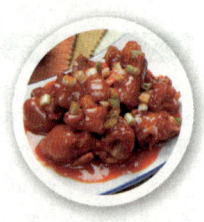

[材料] 猪蹄膀1个，葱3根，姜3片，八角1粒，蒜末适量，酱油1大匙，料酒2大匙，香辣豆瓣酱3小匙，糖、醋各半大匙，香油1小匙，水淀粉2小匙。

[做法] 1.猪蹄膀洗净，连皮切大块，入油锅炸黄，捞出泡冷水并晾干；葱2根切小段，1根切碎备用。

2.猪蹄膀放回锅内，加入酱油、葱段、姜片、八角、料酒及适量水，用小火烧煮1.5小时，至熟烂且汁仅剩1小碗为止。

3.热油2大匙炒香辣豆瓣酱及蒜末，倒入煮猪蹄膀的汤汁，加糖、醋煮滚后，淋水淀粉勾芡，撒葱花，淋香油，即可浇到盘中的猪蹄膀上。

[用法] 日常饮食，分数次任意食用。

第三节 祛皱抗老化

皱纹是指皮肤表面因收缩而形成的一凸一凹的条纹,是皮肤老化的最初征兆。25岁以后,皮肤开始老化,皱纹渐渐出现。出现的顺序一般是前额、上下眼睑、眼外眦、耳前区、颊、颈部、下颏、口周。

草莓蜂蜜方

〔功效〕补肝养血,祛皱养颜。适用于皮肤干燥所致的皱纹。

【材料】草莓3～5个,鲜奶油适量,蜂蜜15克。

【做法】将草莓弄碎,加入鲜奶油适量和蜂蜜,搅成糊状。洗净脸后涂于面部,20分钟后再用浸有鲜奶的脱脂棉拭净。

【用法】外用,每日1次。

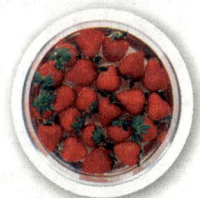

面粉蜜蛋方

〔功效〕滋润皮肤,消除皱纹。

【材料】面粉、蜂蜜各少许,鸡蛋2个,橄榄油适量。

【做法】1. 先将鸡蛋黄打入容器内,加少许蜂蜜和面粉,若皮肤干燥,可加入数滴橄榄油,充分搅拌即成蛋黄粉。

2. 将鸡蛋清加少许蜂蜜和面粉,搅匀即成蛋清粉,备用。

【用法】外用,第一天用蛋黄粉敷面,第二天不用,第三天用蛋清粉敷面,第四天不用。如此交替使用,效果明显,大约3个月可使皱纹减轻。

柠檬蜜膜

〔功效〕具有抗老化、祛皱纹的作用,可有效保证皮肤细嫩和光滑。

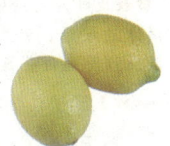

【材料】柠檬汁1克,蜂蜜20克。

【做法】将柠檬汁和蜂蜜混合调匀。

【用法】外用,将混合液涂抹在脸上,10～15分钟后洗去,每日1次。

奶粉蜜膜

〔功效〕补脾和胃益气,能够改善皮肤粗糙,消除皱纹。适用于油性皮肤且长皱纹者。

【材料】奶粉10克,蜂蜜20克,面粉适量。

【做法】先将奶粉和蜂蜜混合调匀,再加入适量面粉搅拌均匀。

【用法】外用,将混合液涂抹在脸上,待10～15分钟后洗净,每日1次。

蛋黄蜜膜

[功效] 增强皮肤的弹性，防止皮肤出现干裂、老化现象，有助于养颜、嫩肤。

[材料] 蛋黄1个，蜂蜜20克。

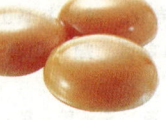

[做法] 以上2味混合调匀即成。

[用法] 外用，将混合液涂抹在脸上。

白羊脂蜜膏

[功效] 可激发细胞活力、抗击衰老、消除皱纹等，对于中老年人面色衰败、须发斑白有显著缓解功效。

[材料] 麻子仁30克，白羊脂210克，蜜蜡150克，白蜜3克。

[做法] 1. 将上述材料混合，一边捣烂一边调和均匀。

2. 捣烂调匀后放入蒸笼里蒸熟。

[用法] 每日1次，分多次服用。

蒜泥白肉

[功效] 对皮肤有比较强的镇定作用，能够保证皮肤的润泽和细嫩。适用于皮肤粗糙、黝黑且略有皱纹的人群。

[材料] 带皮猪五花肉500克，蒜末、辣椒油、料酒各2大匙，葱段适量，姜数片，葱花、香油、八角各少许，盐半大匙，白醋、白糖、酱油、鸡精、葱油各1小匙。

[做法] 1. 带皮猪五花肉洗净，锅中水烧开，加葱段、姜片、料酒，将猪肉氽烫，捞出血水；重入净水锅中，加入葱段、姜片、料酒和八角煮熟，取出晾凉，均匀切薄皮摆盘。

2. 将剩余调料加入蒜末中拌匀，淋在肉片上，撒上葱花。

[用法] 日常饮食，任意食用。

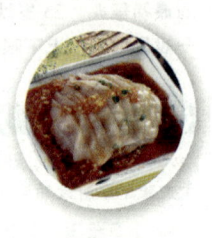

猪皮米粉蜂蜜膏

[功效] 有效滋润肌肤，延缓皮肤衰老，减少皱纹。适用于皮肤粗糙、面部有皱纹者。

[材料] 猪皮60克，米粉15克，蜂蜜30克。

[做法] 1. 将鲜猪皮去毛，洗净，放入砂锅，用小火煨炖成浓汁。

2. 在猪皮浓汁中加入蜂蜜、米粉，待其熬成膏状。

[用法] 空腹服用，每日3~4次。

蛋清蜂蜜方

[功效] 给肌肤补充充足的水分，保证皮肤的细滑光泽。适用于消除皱纹。

[材料] 蜂蜜10克，鸡蛋清2个。

[做法] 先将鸡蛋打破，取蛋清，搅动起泡，再加入蜂蜜，搅匀备用。

[用法] 涂于面部，次晨用温水洗净。

第四节 排毒祛痘

体内的有毒物质会不同程度地残留在肌肤上,痤疮、青春痘就是体内毒素影响肌肤的具体体现。进入青春期后,很多人的脸上逐渐冒出很多"痘痘",有时还伴有痒痛及黑头粉刺。这些"痘痘"破溃后会出现暂时性的色素沉着或凹状瘢痕,少数严重者还可能出现软囊肿。

紫苏芦根绿豆粥

〔功效〕此粥品具有清热解毒的功效,能够有效地帮助人体排出体内毒素,最大限度地消除痘痘,并具有一定的消炎作用,有利于消除痘瘢。适用于内分泌失调、爱长青春痘的年轻人群。

【材料】绿豆、芦根各100克,姜10克,紫苏叶15克。

【做法】1. 将芦根、姜、紫苏叶放入锅中,加适量水煎汤,去渣取汁。
2. 绿豆洗净,与做法1中的药汁一同放入锅中煮成粥。

【用法】随意服用。

醋蒜膏

〔功效〕大蒜和食醋均有杀菌消炎、解毒消肿作用,可有效消除痘痘,并防止产生炎症。

【材料】新鲜大蒜、食醋各适量。

【做法】1. 将大蒜剥瓣、去皮,洗净,捣烂成泥状,取汁液。
2. 大蒜汁加入适量的食醋调和均匀,用小火熬煮至膏状即成。

【用法】外用,在患处贴敷,外用纱布和胶布固定,每日1次。

大蒜绿豆肉汤

〔功效〕大蒜和绿豆具有解毒、消炎、退肿的功效,有助于体内排毒。适用于脸部长痘、红肿的青年。

【材料】大蒜2个,绿豆50克,甘草10克,五花肉适量。

【做法】1. 大蒜剥皮、洗净,绿豆洗净,五花肉切块。
2. 所有材料一起下锅,炖至熟烂。

【用法】喝汤吃肉,每日1次。

葱白蘸香油

〔功效〕解毒消炎、消肿止痛,可有效消除面部因长痘而出现的红肿现象。适用于体内毒素淤积不出所致的痘痘。

【材料】葱白、香油各适量。

[做法] 1. 将葱白洗净、晾干。
2. 烧热炒锅，倒入香油，煮至起泡冒烟，关火，待冷却后即成。

[用法] 外用，即葱白蘸香油涂抹于患处，每次 20～30 分钟，每日 1 次。

葱蜜泥

[功效] 促进肠胃蠕动，及时排出体内毒素，消除面部痘痘，并消炎止痛。适用于肠胃功能失常、大便秘结者。

[材料] 葱 30 克，蜂蜜 15 克。

[做法] 将葱捣烂成泥状，再调入蜂蜜，搅拌均匀。

[用法] 外用，贴敷于患处，外用纱布和胶布固定，每日 1 次。

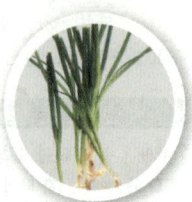

生姜蜜泥

[功效] 杀菌消炎、排毒润肠，有助于排出毒素、消除痘痘。

[材料] 生姜、蜂蜜各适量。

[做法] 将生姜洗净，捣烂成泥，调入蜂蜜拌匀即成。

[用法] 外用，每日 1 次。

葡萄蜂蜜膜

[功效] 促进皮肤的解毒功能，维系皮肤的水润，抑制油脂分泌，起到一定的祛痘作用。

[材料] 葡萄汁 1 大匙，蜂蜜 1 小匙，面粉适量。

[做法] 葡萄汁、蜂蜜、面粉倒入碗中，调匀。

[用法] 外用，敷面 10～15 分钟后用清水洗净，每日 1 次。

苦瓜蛋清蜂蜜汁

[功效] 促进肌肤排毒，使肌肤光洁，富有弹性。适用于痤疮性皮肤病患者。

[材料] 苦瓜 1 根，鸡蛋 1 个，蜂蜜适量。

[做法] 1. 苦瓜捣烂成汁，鸡蛋取蛋清。
2. 将苦瓜汁、蛋清和蜂蜜倒入一个容器内，搅拌均匀。

[用法] 外用，直接涂抹于脸上，10 分钟后洗净。

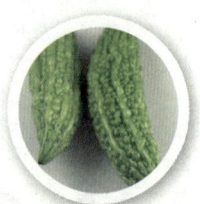

蒲公英葱蜜泥

[功效] 葱白具有消肿解毒、除痘杀菌的功效，在蜂蜜的作用下，又可及时地排出体内毒素。适用于中老年者排毒祛热。

[材料] 葱白、蒲公英、蜂蜜各等量。

[做法] 将葱白、蒲公英分别洗净，捣成泥状，再加入蜂蜜调匀即成。

[用法] 外用，隔日 1 次。

第五节　生发乌发

头发是人体健康的标志，因此，未老发色灰白、发质枯焦稀疏、脱发等则为病态的表现。中医认为，发为血之余，头发与脏腑的关系十分密切，头发的美丽与否能直接反映出人体脏腑气血的盛衰。一般而言，头发由黑变灰、变白的过程，就是机体精气由盛转衰的过程。

芝麻何首乌炼蜜丸

[功效] 何首乌和黑芝麻均有乌发功效，可滋养毛发、防脱治秃。适用于脱发、斑秃等。

[材料] 黑芝麻、何首乌各50克，蜂蜜120克。

[做法] 将黑芝麻和何首乌装入钵中，研磨成粉末；加入蜂蜜炼成丸即成。

[用法] 代药服，每丸重约6克，每次服1～2丸，每日2次。

核桃蜂蜜方

[功效] 补肾养血，润肺平喘，润肤美容，润肠通便，益寿延年。适用于肾不纳气、肺虚气喘、老年性便秘、体虚、耳鸣、须发早白、腰膝酸软、四肢无力等，也可作健康人保健强身、护肤美容之用。

[材料] 核桃仁、蜂蜜各1000克。

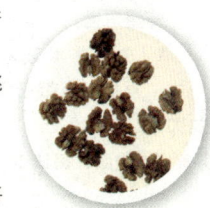

[做法] 先将核桃仁捣烂，再加入蜂蜜调匀，装瓶备用。

[用法] 开水送服，每次服用10克，日服2次。外感肺热、脾虚泄泻者不宜服用。

大蒜蜂蜜方

[功效] 补肾虚，促生发。适用于脱发、少年白等。

[材料] 大蒜头2个，蜂蜜30克。

[做法] 先将大蒜头捣烂，再倒入蜂蜜，调成糊状。

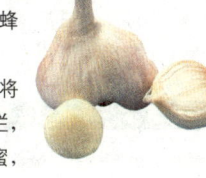

[用法] 外用，涂抹于脱发处头皮上，每日1～2次。

大蒜甘油液

[功效] 蒜和甘油中含有能促进生发的有效成分，能够生发，并使得头发乌黑亮丽，对治疗斑秃效果显著。适用于严重脱发患者。

【材料】红皮蒜、甘油各适量。

【做法】先将红皮蒜捣烂取汁,然后将蒜汁和甘油按照3∶2的比例混合调匀。

【用法】外用,涂抹于头发处,每日3~4次。

干姜药酒

〔功效〕促进血液循环,催生毛发,使头发乌黑亮泽。适用于脱发、秃顶等。

【材料】干姜90克,红花60克,当归、生地、侧柏叶、赤芍各100克,浓度为75%的酒精3000毫升。

【做法】1. 将上述中药材均捣碎,一起放入瓶内。

2. 倒入约3000毫升酒精,密封保存15天即成。

【用法】外用,每日3~5次,15~30天为1个疗程。

生姜片蘸人参姜皮粉

〔功效〕益气补血,滋养毛发,并促进新发的滋生。适用于气血不足导致的脱发、毛发粗糙、干燥、无光泽等。

【材料】干的生姜皮、人参各30克,生姜适量。

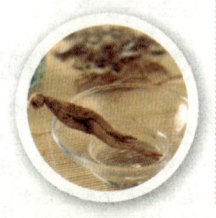

【做法】生姜皮和人参研磨成细末;生姜切片,蘸粉末。

【用法】外用,涂抹于落发处,隔日1次,5~7次为1个疗程。

芝麻蜂蜜粥

〔功效〕芝麻可使头发乌黑、富有光泽、营养充足;蜂蜜则能促使头发变得更浓密。适用于脱发、头发稀疏、头发毛糙等。

【材料】芝麻50克,小米100克,蜂蜜50毫升。

【做法】将芝麻和小米洗净,一起放入锅内,加适量水,煮成粥,再加入蜂蜜。

【用法】趁热内服,每日1次,分数次服用。

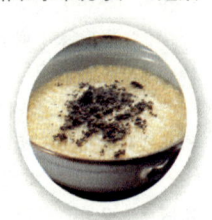

芝麻海带蜜粉

〔功效〕使头发变黑变密,滋养头皮。适用于头发易断、易分叉的中年女性。

【材料】黑芝麻500克,海带粉250克,蜂蜜适量。

【做法】先炒香黑芝麻,并研磨成粉末;再加入海带粉和蜂蜜搅拌均匀即成。

【用法】内服,每日1~2汤匙。

第三章 姜葱蒜蜜

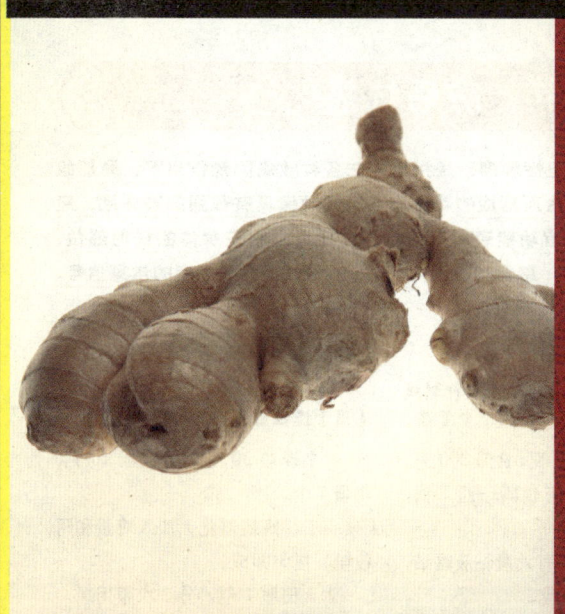

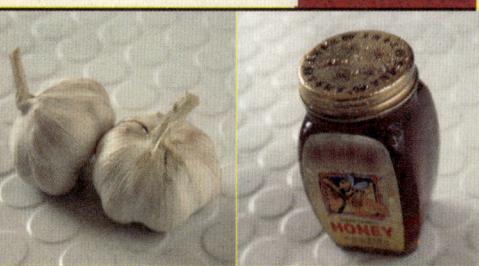

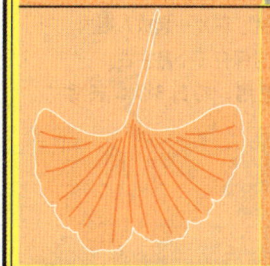

养生实用便方

跷酒……

近年来，经络养生备受关注。而姜葱蒜蜜能利用自身的特殊营养成分打通十四条经络、疏通气血，达到延年益寿、补血益气等目的。日常生活中，只要运用姜葱蒜蜜，并配以其他材料，即可配制出不同的食方。而每一个食方就是一副药方，按照一定的做法，遵循精确的剂量，就可以达到养生保健的功效。

第一节　防癌抗癌

癌症，又称恶性肿瘤，是指机体在各种致癌因素作用下，局部组织的细胞异常增生而形成的新生物。恶性肿瘤具有很强的破坏性，患者最终可能因器官功能衰竭而死亡。癌症可发生于身体的任何部位，常见于颈部、乳房、腋窝和腹股沟处，非外伤性出血是癌症的常见信号。

疗癌蒜醋方

[功效] 解毒、抗癌，可有效抑制癌细胞的增生和转移。适用于食管癌。

[材料] 大蒜头100克，食醋200克。

[做法] 将大蒜头与食醋一起下锅，至煮熟即成。

[用法] 顿服，如果有大量黏液呕出，可再服韭菜汁100克。

蒜糖茶

[功效] 消炎杀菌，清热解毒，抗癌。适用于胃癌、食管癌、乳腺癌等。

[材料] 大蒜头20克，绿茶2克，红糖25克。

[做法] 将大蒜头剥去皮，捣烂成泥，再与绿茶、红糖一起加入500克沸水冲泡，大约10分钟后即成。

[用法] 代茶饮，不限时，每日1剂。

蜂胶鸡蛋方

[功效] 滋阴补血，增强抗癌能力。适用于慢性白血病之肝脾肿大。

[材料] 蜂蜡30克，阿胶粉10克，鸡蛋1个。

[做法] 将蜂蜡溶化，加入鸡蛋和阿胶粉，搅匀即成。

[用法] 日服1剂，分2次服用。

葱姜蒜泡醋

[功效] 有效净化机体，起到防癌抗癌的作用。适用于多种癌症患者。

[材料] 葱白、生姜、大蒜各150克，镇江香醋500克。

[做法] 1. 葱白洗净切小段，生姜洗净切片，大蒜剥去外皮切小片。
2. 葱白段、姜片、蒜片一起放入瓶内，倒满香醋，密封保存1个月左右。

[用法] 饭后服用，每日3次，长期连服效果显著。

第二节 滋阴壮阳

"阴阳"最初是中国古代的哲学思想，阴是指具有消极、退缩、柔弱的事物和现象；阳是指具有积极、进取、刚强的事物和现象。两者相互依存、相互为用。当人体内的阳多于阴时，会发生阳证，需要滋阴；而当人体内的阴多于阳时，会发生阴证，需要补肾壮阳。

葱姜豆豉鸭

[功效] 滋补阴气，调理气血，促进气血充盈、阴阳平衡，改善体质虚弱、内火旺盛等病症。适用于阴虚、气血不足的女性。

[材料] 生鸭1只，蒜泥、姜片、葱段共30克，洋葱、豆豉各50克，料酒2大匙，盐、味精各半大匙，水淀粉1大匙。

[做法] 1. 鸭宰好洗净后切块，加入葱段、姜片、料酒、盐腌渍；洋葱剥去皮，切丁炒香。

2. 油锅烧热，放入姜片、蒜泥、葱段煸香，再放入洋葱丁、豆豉、鸭块一起炒，加入料酒、水、盐、味精，用小火煮20分钟，并用水淀粉勾芡，撒上葱花。

[用法] 内服，每日1次，任意服用，7~10次为1个疗程。

猪胆蜜膏

[功效] 具有补肾固涩、强身健体的功效。适用于遗精、早泄、性功能障碍等患者。

[材料] 猪胆1只，蜂蜜60克。

[做法] 将猪胆洗净，放入砂锅中，再加入蜂蜜和适量清水煎煮或蒸服。

[用法] 顿服，患溶血性黄疸和肾功能衰竭者不宜服用。

人参蜂蜜饮

[功效] 补气提神，壮阳兴性，延年益寿。适用于精神委顿、短气懒言、体虚易感冒、性欲减退、阳痿、早泄等。

[材料] 人参3克，蜂蜜15克。

[做法] 1. 将人参用小火煎煮30分钟，得煎液150~200克，人参渣可嚼服。

2. 在人参煎液中加入蜂蜜，搅拌均匀即成。

[用法] 空腹饮用，每日分次饮用。感冒发热时不宜服用。

一味蜂王浆

[功效] 滋补心肾，益气养血。适用于心肾亏虚、前列腺炎、阳痿、精少不育、身体虚弱、心悸乏力、腰膝酸软、久病不愈、病后体虚等。

[材料] 蜂乳（王浆和蜂蜜按1：100的比例配制而成的液体）20克，温开水50克。

[做法] 将蜂乳倒入杯内，再加进温开水，搅匀即成。

[用法] 每日饮用2次，每次服用量以20～30克为宜。

热敷葱姜胡椒硫黄

[功效] 补肾壮阳、改善手脚冰凉症。适用于肾阳衰微、面色惨白、四肢厥冷等。

[材料] 大葱250克，生姜40克，胡椒15克，硫黄30克。

[做法] 大葱切碎，生姜、胡椒、硫黄研成细末，再加入碎大葱捣烂即成。

[用法] 外用，贴敷于神阙及丹田穴处，每日1剂。

五谷炒白姜

[功效] 补肾固本，益气悦颜，抗击衰老，助益寿延年。适用于中年人精力不足、未老先衰等。

[材料] 泡干白姜10克，黄豆、绿豆、粳米、赤豆、黄粟米各250克，芝麻125克，花椒15克，细茶75克，茴香50克，炒白盐10克，麦面适量。

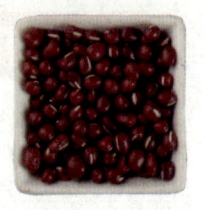

[做法] 1. 将黄豆、绿豆、粳米、赤豆、黄粟米洗净，炒香炒熟。

2. 将做法1中的所有材料与芝麻、花椒、细茶、茴香、泡干白姜、炒白盐均研成细末，混合调匀。

3. 加入适量麦面，放入炒锅中，用小火炒至熟黄，装瓶密封保存。

[用法] 内服，每次3大匙，每日1～2次。

槟榔蒜鳖汤

[功效] 行气补血，滋阴养颜。适用于腹部胀大、四肢肿痛、肝脾损伤、气血瘀滞、水湿不运等症。

[材料] 大蒜、槟榔各20克，鳖1只。

[做法] 1. 大蒜、槟榔洗净，鳖去肠杂、洗净。

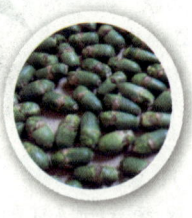

2. 三个材料一起放入碗内，隔水蒸至熟酥即成。

[用法] 喝汤吃肉，每日1次，分数次食完，5次为1个疗程。

第三节 活血化瘀

虽然脉络不通、气血瘀滞会导致如疼痛、麻木、发凉、肿胀甚或溃烂、坏疽等一系列的病理变化和临床病症，但各种血管疾病又各自有着不同的致病原因。因此，在应用活血化瘀这一总治原则时，还应考虑到疾病的病因、病程及患者的生活环境。

葱白药酒

[功效] 葱白和中药调酒，可促进血液循环、活络散瘀。适用于软组织溃烂、手脚冰凉等。

【材料】葱白12克，桑枝20克，透骨草、伸筋草各30克，白酒少许。

【做法】将上述材料捣烂，加入少许白酒调匀即成。

【用法】外用，用纱布包好贴敷，隔日1次，3～5次为1个疗程。

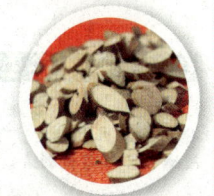

生姜两叶糊

[功效] 促进血液循环，起到极大的散瘀消肿、活化细胞组织的作用。适用于肢体软组织挫伤及急性关节扭伤。

【材料】生姜3片，榕树叶、蓖麻叶各适量，浓度为75%的酒精少许。

【做法】将姜片、榕树叶、蓖麻叶捣烂成泥，加入少许酒精调匀至糊状。

【用法】外用，贴敷于患处，外用纱布和胶布固定，每日1次，3～5次为1个疗程。

葱姜大黄泥

[功效] 促进血液循环、帮助消肿止痛，并活血化瘀、排出瘀毒。适用于四肢肌肉、关节扭伤或挫伤后无骨折及皮肤损伤，而局部肿痛甚至青紫者。

【材料】姜汁9克，葱白5根，生大黄末3克，面粉适量，白酒少许。

【做法】葱白洗净，捣烂成泥；加入生大黄末、姜汁、白酒、面粉调匀。

【用法】外用，每日1次。

葱姜叶藤泥

[功效] 活血化瘀、消肿止痛，有助于迅速恢复软组织损伤。

【材料】老姜6克，葱白、韭菜叶、丝瓜藤各20克。

【做法】将上述四种材料捣成泥状。

【用法】贴敷外用，隔日1次。

31

槟榔韭菜蒜泥

〔功效〕通络行气、理气和胃、化瘀降逆，可治疗腹部挫伤、腹部胀满疼痛、腹内脏器破裂等严重病症。

【材料】韭菜30克，胡椒6克，大蒜、槟榔各12克，白酒适量。

【做法】将上述材料混合，并一起捣烂成泥，加入白酒调匀即成。

【用法】外用，隔日1次，5～7次为1个疗程。

干姜中药膏

〔功效〕疏导气血、活血散瘀、消肿止痛。适用于新生儿硬肿症。

【材料】干姜、乳香、没药、川草乌各15克，肉桂12克，丁香6克，当归、红花各30克。

【做法】将上述材料一起研成细末，加入凡士林调制成50%的药膏即成。

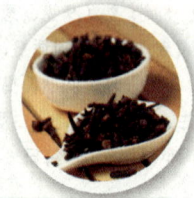

【用法】外用，每日1次。

蜂蜜维C橙汁

〔功效〕尽管柑橘类的水果里90%都是水分，但其中仍然富含维生素C、叶酸和大量的纤维，加上蜂蜜的保健功效，能帮助体虚者保持体力，防止因气血不足而产生身体和精神上的疲劳。

【材料】橙子2个，橘子、红肉葡萄柚各1个，柠檬半个，冰块少许，蜂蜜1小匙。

【做法】1. 将所有水果材料洗净，各横切成2个半圆状，分别放入榨汁器中榨成果汁。葡萄柚洗净去皮，切成小瓣状。

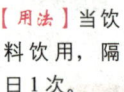

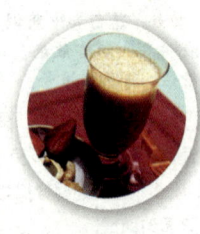

2. 冰块放入玻璃杯中，倒入果汁并加入蜂蜜，调匀后饮用。

【用法】当饮料饮用，隔日1次。

人参蜂蜜蛋羹

〔功效〕具有益气养阴、滋阴补肾的功效。适用于阳虚、气血虚亏、手足冰凉、体质较弱者。

【材料】枸杞子、人参各8克，蜂蜜15克，鹌鹑蛋8个，味精、鸡汤各适量。

【做法】1. 将人参研磨成粉末，枸杞子洗净。

2. 将鹌鹑蛋打入蒸碗内，加入鸡汤，用竹筷搅散；再加入人参粉末、味精、蜂蜜，搅拌均匀，最后撒上枸杞子，放入蒸锅，用中火蒸10分钟左右即成。

【用法】日服1剂，切忌服用过量。

第四节　益气补血

中医认为，气为人体提供了活力和能量；血在人体中负责运输养分。因此，益气养血历来就是养生保健的根本，其针对病症包括气虚、血虚和气血两虚。气虚表现为面色泛白、舌白嫩胖；血虚表现为健忘、失眠、贫血等；气血两虚则表现为心悸气短、腹中胀满作痛等。

花生赤豆枣蒜汤

〔功效〕可益气养血、除湿解毒。适用于轻微中毒、寒气重、气血不足等病症。

【材料】带衣花生米90克，红豆、大枣各60克，大蒜30克。

【做法】上述材料加适量水一起煮汤。

【用法】早、晚分服，每日1次。

姜参牛乳膏

〔功效〕健脾开胃，补气养血，益寿延年。适用于脾胃功能失常、面色泛黄、骨瘦如柴、气血亏虚等。

【材料】生姜汁120克，黄牛乳250克，人参、白茯苓各25克，红椒末0.3克。

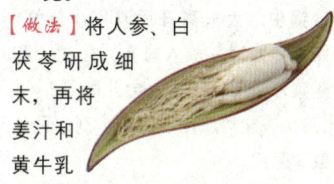

【做法】将人参、白茯苓研成细末，再将姜汁和黄牛乳一起煮，煮沸后调入人参末、白茯苓末、红椒末。用小火煮至膏状即成。

【用法】饭前服用，每日2次，每次2大匙。

隔姜艾灸

〔功效〕培元固本，益气补阳，健运脾胃，提升气血，可有效缓解衰老、预防早衰等。适用于早衰、面色苍老等症。

【材料】生姜1片，艾绒适量。

【做法】先用针在生姜上扎几个孔，放在肚脐上；然后点燃艾绒，艾灸肚脐，至局部感到舒适温热为宜，以皮肤泛红为限。

【用法】晚上9点艾灸最佳，每次3～5壮，隔日1次。

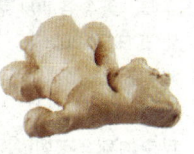

水煎五皮

〔功效〕促进气血循环，消积散瘀，补充气血，使得气血充盈。适用于胸满胀痛、气血瘀滞等。

【材料】生姜皮3克，刺五加、地骨皮、大腹皮、茯苓皮各9克。

【做法】将上述中药一起水煎即成。

【用法】代茶饮，趁热服用，每日1剂，5～7日为1个疗程。

葱白川芎粉

〔功效〕活气血、止疼痛、排毒素。适用于因气虚导致的头痛、精力不足、耳鸣气短、手足无力等。

【材料】葱白15克，白附子1个，川芎3克。

【做法】将葱白捣烂，白附子、川芎研成细末，三种材料一起调匀即成。

【用法】外用，敷于面部两侧的太阳穴，每次贴敷3～5分钟，每天至少1次。

九珍炼蜜膏

〔功效〕大补气血。适用于年迈体弱者及患者大病后的调养。

【材料】党参、黄芪、麦冬、枸杞子、当归、天冬各400克，白术750克，北五味子200克，生地、炼蜜各500克。

【做法】将上述材料中的前9味切片，洗净，水煎3次，过滤取汁；加入炼蜜熬煮至膏状。

【用法】白开水送服，每次10克，每日2次。

黑枣蜜饮

〔功效〕润燥生津，养颜嫩肤。适用于消渴、烦热、食欲不振、消化不良等症；食之还可以润泽皮肤，增强体质，抵抗皮肤衰老。

【材料】黑枣250克，蜂蜜适量。

【做法】将黑枣去渣洗净，放入锅中，加适量水，煮沸15分钟，再加入适量蜂蜜，稍煮即成。

【用法】日服1剂，5～7日为1个疗程。

人参韭菜蜜粥

〔功效〕具有调中补气、补血调养的功效。适用于因气血不足而导致的面色苍白无华者。

【材料】人参3克，韭菜汁、生姜汁各5毫升，蜂蜜50克，粳米100克。

【做法】1. 将人参切片，置于清水中浸泡一整晚。

2. 将人参连同参水与粳米一起放入砂锅中，大火煮开后改用小火煨，即将煮熟时，放入蜂蜜、生姜汁和韭菜汁调匀，再煮一会儿即可。

【用法】趁热服用，每日1剂，可分数次服用。

第五节 健胃消食

胃是对人体每天摄入的食物进行收纳、消化的器官。如果胃的消化功能减退，不仅会影响食欲，还会出现口臭等现象。其主要病症包括：断断续续有上腹部不适或疼痛、饱胀、胃灼热（反酸）、嗳气等。

菠萝嫩姜炒鸭片

〔功效〕健脾胃，促消化。适用于食欲不振、消化不良患者长期食用。

【材料】菠萝400克，嫩鸭肉250克，嫩姜150克，红辣椒2个，生抽、料酒、盐、味精、糖、水淀粉各适量。

【做法】1. 嫩鸭肉洗净切片，加生抽、料酒、部分水淀粉拌匀，腌一会儿。
2. 菠萝肉切片，用盐水浸过，捞出后冲净，加糖拌一下；红辣椒切小段；生抽、糖、盐、味精、水淀粉放入碗内，调成味汁；嫩姜洗净，切片。
3. 鸭片下温油中滑散，捞出；锅内留少许油烧热，先下姜片炒香，再下鸭片同炒，倒入调好的味汁，放入菠萝片、辣椒炒匀即成。

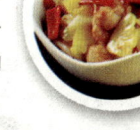

【用法】日常饮食食用，随时食用。

葱醋粥

〔功效〕葱白和白酒有活血化瘀、散寒取暖之功效，可有效改善胃寒所致的消化不良、食欲不振等症。

【材料】葱白15～20根，香醋5～10毫升，米适量。

【做法】将葱白洗净，切小段；把米淘洗干净，放入锅内，加水煮沸；然后加入葱段，煮成稀粥，粥将熟时，加入香醋，搅匀即可。

【用法】当早餐食用，每日1次。

大葱枣汤

〔功效〕此汤具有开胃安神的功效，可辅助治疗神经衰弱所致的食欲不振、消化不良等病症。

【材料】葱白20根，大枣20颗，白糖适量。

【做法】葱白洗净切段，大枣洗净切半。二者一起加入水中煎煮，起锅前加适量白糖。

【用法】任意食用，每日1次，可分数次食用。

姜葱米粥拌醋

[功效] 开胃健脾、理气和胃、促进消化。适用于因消化不良导致的面色蜡黄无华者。

[材料] 生姜5克,带根葱白7根,糯米100克,食醋15克。

[做法] 将生姜、葱白洗净切片,糯米洗净后,与生姜一起放入锅内,倒入适量清水,用大火煮沸,1分钟后,加入葱白,用小火熬成稀粥,再倒入食醋拌匀,略煮即成。

[用法] 趁热服用,每日1次。

姜醋红糖水

[功效] 具有排毒驱寒、开胃消食的功效。适用于胃寒、胃痛、厌食等病症。

[材料] 生姜、食醋各25克,红糖少许。

[做法] 将生姜洗净、切片,倒入食醋中,浸泡一夜即成。

[用法] 代茶饮,每日1次。每次取5片生姜,加少许红糖,沸水冲泡后趁热饮用。

桑葚蜂蜜膏

[功效] 改善胃肠道的吸收消化功能,促进脾部的生化作用。适用于上腹部疼痛、嗳气等病症。

[材料] 桑葚1000克、蜂蜜400克。

[做法] 将生姜洗净切片,投入食醋中,浸泡一夜即成。

[用法] 热水冲服,每次1大匙,每日1~2次。

白术桂心姜丸

[功效] 具有调理脾胃、通利肠道、化瘀排毒的功效。适用于积食不化、胃脘疼痛、消化不良等症。

[材料] 炮姜、桂心各250克,白术500克,蜂蜜适量。

[做法] 将上述材料一起研成细末,再加入蜂蜜,搅拌均匀,并制成丸药即成。

[用法] 温水送服,每次20~30丸。

花生大枣蛋花粥

[功效] 此粥具有健脾和胃的功效。其中花生具有扶正补虚、悦脾和胃的作用;大枣具有健脾胃、养气血的功效;糯米可缓解胃虚寒病症。

[材料] 花生3大匙,大枣5颗,糯米半杯,鸡蛋2个,蜂蜜半杯。

[做法] 1. 鸡蛋打入碗内,搅匀。

2. 花生去衣,与大枣、糯米一起下锅,并煮成稀粥,然后加入蜂蜜,随即打入蛋液,煮熟。

[用法] 空腹温热服食此粥。

第六节 生津止渴

中医认为,津是人体阴液的一种,具有润滑、消渴之功效。当人体思虑过度、睡眠不足、说话过多时,往往会导致阴虚火旺,以致出现津液缺乏的后果,从而产生各种病症,如口干、眼干、鼻干、便秘、脱发、皮肤缺水等。

生地黄姜粥

[功效] 清热生津,凉血止血。适用于热病后期阴液耗伤、低热不退、劳热骨蒸、高热心烦、口干作渴、口鼻出血等症。

[材料] 生地黄汁50克,生姜2片,粳米100克。

[做法] 将新鲜生地黄洗净后切段,榨取汁液50克,另将淘洗干净的粳米入锅煮粥,煮沸后加入地黄汁和生姜,用小火熬煮成粥即成。

[用法] 日服1剂,分数次食用。不宜长期服用。

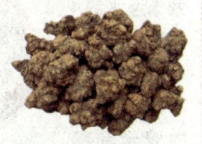

山楂蜂蜜汁拌黄瓜

[功效] 本品具有清热解毒、利水润咽的功效。适用于因口渴而出现的咽喉肿痛、口干舌燥等病症。

[材料] 嫩黄瓜5条,山楂30克,白糖、蜂蜜各50克。

[做法] 1. 将嫩黄瓜洗净,去皮和瓤,切成细条,放入沸水中余烫至熟。

2. 山楂洗净,加入适量水熬煮成浓汁,取汁备用。

3. 锅内倒入山楂汁,加入白糖,用小火慢熬至糖化净时,再加入蜂蜜收汁,倒入黄瓜条上,拌匀。

[用法] 每日1次,随意食用。

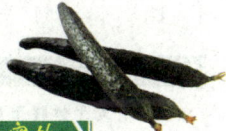

五味子蜜饮

[功效] 补气和胃、生津止渴。适用于口干舌燥、体内津液不足、气血不足等病症。

[材料] 五味子60克,蜂蜜500克。

[做法] 将上述材料放入炖盅内,加少许水,慢炖1小时,至五味子溶化即成。

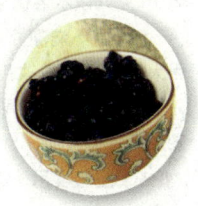

[用法] 温水稀释服用,每日2~3次,每日10~20克。

葡萄蜜汁

[功效] 消渴祛热、解毒除烦。适用于因热证引起的烦渴、消化不良、食欲不振、中暑、舌燥等症。

[材料] 葡萄汁500毫升，蜂蜜适量。

[做法] 锅炒热，加葡萄汁，用小火熬煮至黏稠，加入蜂蜜，加热煮沸，待其冷却后即可装瓶。

[用法] 代茶饮，以热水冲泡，每次1大匙。

萝卜明矾蜜膏

[功效] 有助于健脾开胃、恢复肠胃的消化吸收功能，并改善咽干、鼻干、眼干等病症。适用于各种热证患者。

[材料] 红皮白心萝卜1000克，明矾10克（以水溶化），蜂蜜100克。

[做法] 萝卜洗净，用榨汁机取汁，用大火煮开，再改用小火煎煮，至黏稠，立即加明矾调匀，加入蜂蜜，煮沸后关火冷却。

[用法] 空腹食用，每次1大匙，每日3次。

葡萄姜蜜茶

[功效] 绿茶配上姜和蜂蜜，具有消渴祛火的强大功效。适用于因烦渴导致的失眠、心悸、腹胀、口干、咽痛等病症。

[材料] 葡萄、生姜各50克，蜂蜜、绿茶适量。

[做法] 1. 葡萄、生姜洗净，用榨汁机取汁备用。
2. 以沸水冲浸浓绿茶1杯，兑入葡萄汁、姜汁和蜂蜜即成。

[用法] 趁热服用，每日1次，7~10次为1个疗程。

蜂蜜西红柿粥

[功效] 西红柿和蜂蜜均性凉，有利于生津止渴、祛热降火。适用于内火旺导致的津液不足病症，如口干咽肿、鼻干出血等。

[材料] 新鲜西红柿50克，葡萄干1大匙，薏米、糯米各3大匙，蜂蜜适量。

[做法] 1. 将薏米泡水约4小时；糯米泡水约2小时。
2. 将浸泡好的薏米和糯米放入锅中，加入适量水，以小火熬煮至熟软成粥。
3. 新鲜西红柿洗净去蒂，切成块状，放入粥里，加入葡萄干和适量蜂蜜调匀，再焖10分钟。

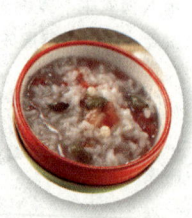

[用法] 早、晚服用效果最佳，每日1~2次，趁热服用。

第七节　补心安神

中医认为，"心"为神之居、血之主、脉之宗。养心安神是中医学上用以治疗神志不安的一种方法，指安定神志、蓄养精神。而神志不安就需要养心，这主要是因为神志与心、肝有着密切的关系。因此，心肝血虚或心阴不足可导致心悸、怔忡、失眠、多梦等病症。

藕蜜浓汁

[功效] 具有补心益肝，健脾强肾的功效。适用于心脾两虚、气血不足、肾亏所致的心悸、失眠、多梦等症。

[材料] 鲜藕1500克，蜂蜜适量。

[做法] 将鲜藕洗净，刮去外皮，用榨汁机榨取藕汁；再加入适量蜂蜜，放入锅内，并加入少许水，用小火慢炖，熬成浓汁，冷却后装瓶。

[用法] 温水调服，每日2次，每次20克。

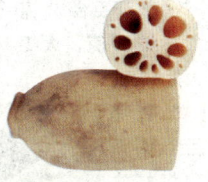

桂圆大枣甜点

[功效] 补肾壮阳、健脾安神，可改善和缓解肾虚遗精、女性带下、注意力涣散、面色无华、心神不宁等病症。适用于神经衰弱、失眠健忘患者。

[材料] 芡实50克，桂圆肉20克，大枣15克，白果、蜂蜜各适量。

[做法] 1. 将芡实用热水浸泡洗净；白果去壳，用清水浸泡后剥去外衣；大枣洗净，剔去果核。
2. 锅内放入清水和芡实，用小火煮软；加入白果、大枣，继续煮至熟透；加入桂圆肉、蜂蜜，略煮即成。

[用法] 当点心任意食用。

百合蜜茶

[功效] 润肺止咳，宁心安神。适用于肺结核、精神恍惚患者。

[材料] 百合30克，蜂蜜20克。

[做法] 以上2味共放碗内蒸熟。

[用法] 代茶饮，每日2次。

橘蜜花粉乳

[功效] 补血益气，宁心安神，促进睡眠。适用于肾亏、气血不足所致的阳痿、健忘、失眠、心悸、眩晕等症。

[材料] 鲜橘汁500克，花粉、蜂蜜各30克。

【做法】1. 将花粉放入冰箱，24小时后取出，迅速放入80℃的热水中，立即搅拌，再静置24小时，这期间搅拌多次。用棉细布过滤，制成花粉乳。
2. 加入蜂蜜，搅匀，再与橘汁混合，搅拌均匀即成。

【用法】用温水冲服，每日2次，每次20克。

二米葱姜粥

〔功效〕此粥具有益肺宁心、调中和胃的功效。适用于失眠健忘、心烦气短、胸胁胀痛等。

【材料】玉米粉80克，葱、姜共10克，粳米100克，白糖2大匙。

【做法】1. 将粳米用清水淘洗干净，除去杂质后放入铝锅内；玉米粉放入大碗中，加冷水融合调稀，把粳米倒入锅内，再加适量水。
2. 将葱、姜分别洗净，葱切碎，姜切末，备用。
3. 盛有粳米和玉米粉的铝锅置于旺火上熬煮，边煮边搅动，防止煳锅，至快熟时加姜末、葱花、白糖调味即成。

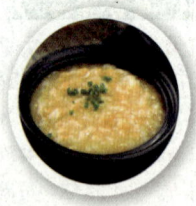

【用法】早上服用，每日1次，以10～15次为1个疗程。

葱枣靓汤

〔功效〕安神补脑，增强记忆力，镇定心绪。适用于神经衰弱、病后体虚、胸闷、失眠、记忆力低下等症。

【材料】大枣20颗，带根葱白7根。

【做法】大枣洗净，用热水泡发；葱白洗净。大枣入锅大火煎煮20分钟；加入葱白，改用小火煎煮10分钟即成。

【用法】吃枣喝汤，每日1次，分数次食用。

百合二仁大枣蜜

〔功效〕具有清心安神、养心润燥的功效，可以达到安神助眠的作用，对失眠伴有心烦、出汗、心悸、健忘者疗效好。

【材料】干百合25克，柏子仁10克，酸枣仁20克，大枣10颗，蜂蜜2大匙。

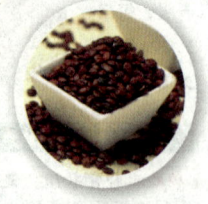

【做法】将干百合、柏子仁、酸枣仁放入砂锅中，水煎2次，去渣；再加入大枣和适量的水，用小火煎煮30分钟，关火后再加入蜂蜜，搅拌均匀即成。

【用法】午后服用，每日服用1次，7～10次为1个疗程。

第八节　舒筋活络

中医认为：经络的功能正常与否直接关系着气血的运行。经络不畅易诱发关节、肢体等处出现酸、痛、麻等。通经活络的目的就是打通体内瘀阻部位，确保血液畅通运行，及时为脏腑器官输送养分，保证身体的各项功能正常运行，阻止外邪进入机体，从而有效祛除疾病。

干姜红糖粥

[功效] 干姜能够驱寒活血，促进血液循环；红糖、大枣有补铁、补血功效。干姜与大枣搭配可使气血足且通畅，从而达到通经活络的目的。

[材料] 干姜100克，大枣6颗，大米1杯，红糖2小匙。

[做法] 1. 干姜洗净，切片；大枣洗净，去核，备用；大米洗净后用水浸泡30分钟。

2. 锅置火上，放入清水、干姜片，大火煮开后转小火，熬煮20分钟。

3. 将大米、大枣放入姜汤中，大火煮开后转小火熬煮20分钟，加入红糖即可。

[用法] 趁热服用，每日1～2次。

浮小麦牡蛎蜜方

[功效] 清热解毒化瘀，促进气血循环。适用于四肢关节麻木冷痛等病症。

[材料] 浮小麦、煅牡蛎各500克，蜂蜜1000克，白糖50克。

[做法] 将浮小麦浸泡片刻，洗净后与煅牡蛎一同倒入大瓦罐中，加冷水浸泡30分钟，然后用小火煎60分钟，滤取药液，加水复煎，合并两次药液，倒入砂锅中，加入蜂蜜和白糖，继续用小火慢熬30分钟，离火，待冷却后装瓶，备用。

[用法] 日服3次，每次服10克，开水冲服，10天为1个疗程。

韭菜仙根姜蒜糊

[功效] 通络化瘀、通利关节、舒筋活血。适用于肩周炎、腰膝疼痛、髋关节肿痛等病症。

[材料] 生姜汁10克，大蒜8克，白凤仙根30克，韭菜、臭梧桐各20克，蛋清适量。

[做法] 将大蒜、白凤仙根、韭菜、臭梧桐分别捣烂，再调入生姜汁、蛋清，搅拌至糊状。

【用法】外用，隔日1次。

葱白中药煎

〔功效〕通络散瘀、利关节，有效促进血液循环。适用于右胁痛、肝部按痛、胸胁胀满、下咽不利等。

【材料】葱白6根，茜草9克，枳壳6克，旋复花12克，黄玉金5克。

【做法】将上述材料一起水煎，共煎2次。

【用法】内服，每隔4小时服用1次。

山药蒜姜泥

〔功效〕通络止痛，活血化瘀，对于四肢麻痹、关节活动不利等有显著疗效。适用于胸痛实证，如气滞心胸导致的胸胁胀痛、瘀血痹阻导致的四肢酸麻胀痛等。

【材料】大蒜2个，生姜8克，芋头、山药各60克。

【做法】将上述材料分别捣烂，并混合搅匀即成。

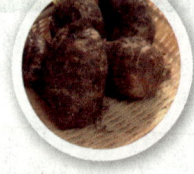

【用法】外用，隔日1次。

苍术黄柏姜汁

〔功效〕温经通络，止痛除痹。适用于小儿麻痹症后期，症见患儿全身不适、四肢肌肉疼痛、肢体瘫痪、骨骼变形、肌肉萎缩等。

【材料】生姜3片，苍术、黄柏各6克。

【做法】将上述材料水煎2次。

【用法】内服，每日1剂。

水胶姜膏

〔功效〕水胶在生姜的作用下，具有活血温经的作用，止痛化瘀功效显著。适用于关节疼痛、屈伸不利。

【材料】水胶30克，生姜适量。

【做法】生姜捣烂绞汁，加入水胶水煎成膏即成。

【用法】外用，每日1次。

羊骨草果姜粥

〔功效〕活血散瘀，补肾壮阳，缓解关节疼痛，疏通气血循环，使经脉通畅。适用于肾虚腰痛、四肢酸软乏力等。

【材料】羊骨适量，生姜20克，粟米100克，陈皮5克，草果2个。

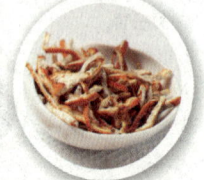

【做法】1. 将生姜洗净、切片，粟米洗净，羊骨洗净、捣碎，陈皮去白。
2. 将生姜、粟米、羊骨、陈皮、草果放入锅内，倒入适量水，用大火煮沸后，改用小火熬成稀粥。

【用法】随意食用，可加盐调味食用。

第九节　延年益寿

医学专家认为，人的正常寿命可以达到120岁，但能活到这个年龄的人却很少，大部分人都因疾病而未能达到。衰老的主要原因是核酸不足，进而导致细胞染色体改变。因此，如果人们能够科学地安排饮食、锻炼身体，延长生命的目的也是不难达到的。

核桃枣蜜酒方

〔功效〕补肾强腰，延年益寿。适用于肾虚腰痛、膝软无力。

【材料】核桃仁、大枣、蜂蜜各60克，杏仁、酥油各30克，白酒1500毫升。

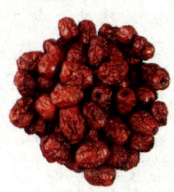

【做法】将核桃仁、大枣、杏仁洗净，干燥后研碎备用；将酒盛入坛内，蜂蜜和酥油溶化后倒入酒坛中，调匀；再将核桃仁、大枣、杏仁放入酒中，密封，每日振摇1次，7天后改为每周振摇1次，浸泡21天后即成。

【用法】日服2次，每服15克，阴虚火旺者不宜服用。

牛奶蛋蜜汁

〔功效〕滋阴润燥，养血补血，健脑。适用于养生保健，增强体力，延年益寿。

【材料】牛奶100克，苹果2个，胡萝卜1根，蜂蜜35克，鸡蛋黄1个。

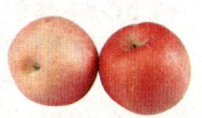

【做法】将胡萝卜、苹果洗净，苹果去核切成小块，胡萝卜切成小片，与鸡蛋黄、牛奶一同放入榨汁机中搅成果蔬汁，如果太浓可加适量凉开水调稀。蜂蜜放入杯中，倒入果蔬汁搅溶搅匀即成。

【用法】随意饮用。

黑枣姜糖酒

〔功效〕健脾和胃，补气养颜，防止衰老。适用于脾胃虚寒、食欲不振、面色泛黄、气血虚亏、未老先衰等病症。

【材料】生姜300克，黑枣1000克，红糖200克，黄酒1500克。

【做法】生姜洗净切片，黑枣洗净，与红糖一起放入瓶内，倒入黄酒，加盖密封，浸泡15天即成。

【用法】空腹服用，每日2次，阴虚火旺者慎服。

补精蜜膏

[功效] 补中益气，润肺健肾。适用于内环境平衡失调和适应功能不全的中老年人。

[材料] 牛髓、核桃仁、杏仁泥各120克，山药250克，炼蜜500克。

[做法] 将核桃仁、杏仁泥、山药同捣成膏，加入炼蜜，与牛髓搅匀，入砂锅内沸汤煮成膏。

[用法] 空腹服用，每次10克。

姜乳饼

[功效] 具有补肾的功效，以此抗击衰老，达到延年益寿的目的。适用于肾亏乏力、未老先衰者。

[材料] 鲜生姜1000克，面粉适量。

[做法] 1. 将生姜捣烂绞汁，静置澄清，倒去上层黄色液体，留用下层白色姜乳，风干后，刮取其粉，贮瓶备用。

2. 用少许姜乳粉和适量面粉搅拌均匀，制成饼蒸熟即成。

[用法] 空腹食用，每日2~3个。

海参姜汤

[功效] 滋阴养颜，强肾壮阳，润燥除湿。适用于因肾虚引起的早衰、阳痿、早泄、再生障碍性贫血等。

[材料] 生姜25克，水发海参150克，小茴香6克。

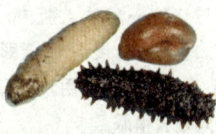

[做法] 将生姜洗净，绞汁。海参洗净，加入适量清水、小茴香同煮至熟软，倒入生姜汁拌匀即成。

[用法] 喝汤吃海参，隔日1次。

腰肝葱姜煲

[功效] 可助精神焕发，延年益寿，增强脑力，滋补五脏。适用于肝肾阴虚导致的头晕目花、须发早白、劳伤之症等。

[材料] A:猪腰2个，猪肝200克，姜片25克，葱2根；B:姜汁、料酒各半大匙，盐1/4小匙，淀粉1小匙，胡椒粉少许。

[做法] 1. 猪肝洗净，切成片；葱去皮洗净，切成段。

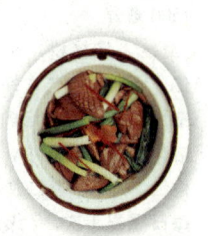

2. 猪腰剖开去白筋，用清水浸至没有异味，洗净，划上花纹切件，和猪肝同放入姜汁、料酒、盐、淀粉、胡椒粉调料中拌匀略腌一下，余烫至熟，捞出，过冷水，沥干水分备用。

3. 烧热2汤匙油，爆香姜片和葱段，放入猪腰和猪肝爆炒，淋酒炒匀，再放入砂锅内。

4. 加入适量水，以中火盖煮片刻即可出锅食用。

[用法] 日常饮食，任意食用。

第十节 增强免疫力

免疫力低下是人们生病内在的、根本的原因，是亚健康状态的表现。人体的免疫力大多取决于遗传基因，但是饮食、睡眠、运动、压力等影响也很大。免疫力低下大多会出现以下病症：身体虚弱、经常生病；生病后治疗效果不佳，疾病长期不愈。

炖蜂蜜木瓜汤

[功效] 补充体力，缓解疲劳，增强机体抗病能力。适用于脾虚、体弱等病症。

[材料] 木瓜300克，蜂蜜少许。

[做法] 将木瓜去皮、籽，切成块状。煲锅中加水，将木瓜块与蜂蜜一起煮20分钟。

[用法] 空腹趁热饮用。

芹菜蜜汁

[功效] 强身健体，补肾养血，益寿延年，增强免疫力。适用于健康人日常养生保健、防病强体。

[材料] 蜂王浆1克，芹菜250克，蜂蜜15克。

[做法] 将蜂王浆放入洁净的玻璃杯中；芹菜洗净沥干水分，切成小段放入榨汁机中，加入少量凉开水搅拌成汁，过滤取汁，放入玻璃杯中，加入蜂蜜调匀即成。

[用法] 代茶饮，每日1次。

京糕蜜汁山药

[功效] 健脾补肺，固肾益精，助消化，降血糖，从而增强身体的抗病能力。适用于久病体虚、脾胃虚弱、倦怠乏力、腰痛酸软、下肢痿弱、消渴尿频、遗精早泄等。

[材料] 山药500克，京糕、蜂蜜各50克，白糖、香精、水淀粉各适量。

[做法] 1. 将山药洗净去皮，切成长2厘米的墩，沸水中汆半熟捞出，投凉后晾干。

2. 京糕切片；山药加适量水，先用大火烧沸，后用小火炖烂，捞出摆在碗内，上面放京糕片。

3. 锅内加蜂蜜、白糖溶成糖汁，加香精，并用水淀粉勾芡，浇在山药上即成。

[用法] 当点心食用。

葱姜蒜梅粥

[功效] 增强抗病能力，抑制癌细胞繁殖，有助于增强免疫系统功能。适

用于体虚、食欲不振、脾胃虚寒等症。

[材料] 青葱3根,老姜2片,蒜头2瓣,梅干6个,糙米80克,香油少许。

[做法] 1.将青葱洗净切末,老姜洗净切丝,蒜头去膜切碎。

2.梅干、姜丝与糙米加适量水熬煮成稀粥。

3.在稀粥中加入葱末、蒜末与香油,搅拌均匀。

[用法] 每日1次,分数次食用。

苍术葱姜糯米粥

[功效] 葱和姜有利于预防感冒和风寒,可起到增强抵抗力的作用。适用于鼻塞、声重、流清涕、喉痒、咳嗽、痰多稀薄等病症。

[材料] 苍术、生姜、葱白各10克,白糖20克,糯米50克。

[做法] 1.先将苍术、生姜一起水煎2次,去渣取汁。

2.糯米煮粥,将熟时加入葱白和药汁,稍煮,加白糖调味。

[用法] 温服,每日1次,分数次食用。

葱白豆豉汤

[功效] 祛湿散寒,提高身体的抗病能力。适用于多种寒证,如风寒感冒引起的体虚等。

[材料] 葱白3根,豆豉1小匙,大米1杯,盐适量。

[做法] 1.大米淘净,加6杯水以大火煮沸,转小火煮至米粒软透。

2.葱白洗净,和豆豉加入粥中,继续煮10分钟,加盐调味。

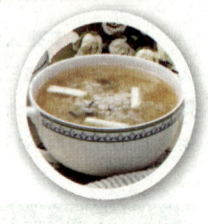

[用法] 温服,每日2次,早晚各1次。

金蒜苋菜汤

[功效] 强身健体,防寒取暖,提高自身的抗病能力。适用于易感冒、伤寒的体虚者。

[材料] 大蒜8瓣,苋菜500克,盐适量,枸杞子少许。

[做法] 1.苋菜洗净,切成段;大蒜洗净,去皮,备用。

2.锅中倒入少许油烧热,放入蒜瓣,以小火煎黄。

3.在煎蒜的锅中加入清水,煮滚后加入苋菜。

4.待汤再次煮滚后,撒上枸杞子,加盐调味。

[用法] 趁热服用,每日1次,5~7次为1个疗程。

第四章 姜葱蒜蜜祛病实用便方

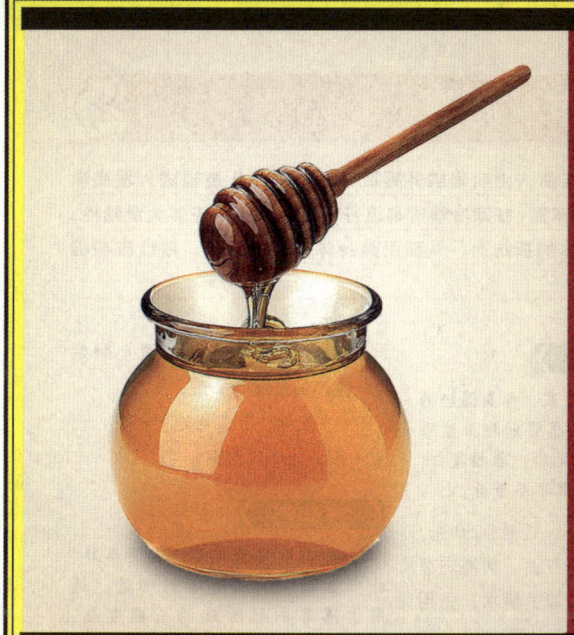

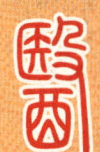

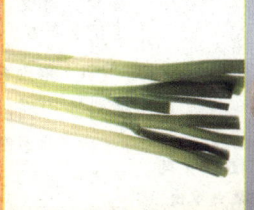

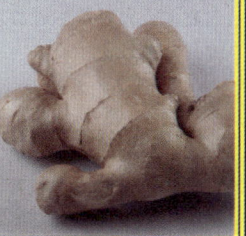

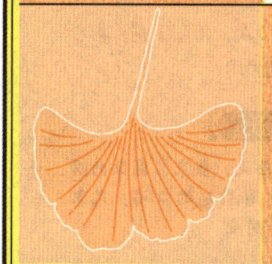

处于一定的社会和自然环境中，人体难免会出现身体和精神上的某些病痛。医院固然是疗疾首选，但是姜葱蒜蜜在大多数时候对于治疗和缓解一些小病小痛疗效显著。利用姜葱蒜蜜制成实用小便方，采用内服或外用的方式，无论是寒证、热证，还是风证、急证，都可以缓解、改善病情，甚至快速治愈。

第一节 感冒

感冒是常见疾病,由病毒或外感风寒等引起,儿童较成人发病率高,体质弱者发病率高,在寒冷季节易流行。感冒本身并无多大危险性,但感冒会降低身体的抵抗力,从而引起身体的其他问题,所以应积极防治。

姜枣红糖汤

〖功效〗具有温中逐寒、养血温经的功效。适用于风寒感冒初期血虚寒凝所致的女性面色无华、唇指淡白、月经量少、产后恶露不尽等症。

〖材料〗干姜、大枣、红糖各30克。

〖做法〗将干姜洗净切片,大枣洗净去核,一同入锅,加适量水,先用大火煮沸,再转用小火煮熬40分钟左右,至大枣熟烂时加入红糖,再煮几分钟即成。

〖用法〗饮汤吃大枣。

生姜芥菜汤

〖功效〗除痰气,祛痰涎。适用于风寒感冒引起的头痛、咳嗽、痰白难出、筋骨疼痛等症。

〖材料〗鲜芥菜500克,生姜10克,盐适量。

〖做法〗将鲜芥菜洗净切片,生姜洗净切片,一同入锅,加水1200克,煮至剩余800克,加盐调味即成。

〖用法〗饮汤,芥菜可吃可不吃,日服1剂,分2次服完。

神仙粥

〖功效〗具有发散风寒、开胃养肝、补中益气、消积解毒的功效。适用于感冒初起所致的头痛发热、怕冷、浑身酸痛、鼻塞、流涕、咳嗽、喷嚏,以及胃寒呕恶、不思饮食等症。

〖材料〗带须葱白7~8根,生姜、食醋各10克,糯米50克。

〖做法〗将葱白洗净拍破,再与淘洗干净的糯米、生姜一同加水1000克煮粥,煮至米烂加入食醋即成。

〖用法〗日服2次,每服1剂。喜食甜食者可加糖服用。

刺梨蜜饮

〖功效〗具有祛风、散寒、润燥的功效。适用于感冒引起的口渴、风寒及肺燥咳嗽等病症。

【材料】刺梨200克，蜂蜜50克。

【做法】将刺梨洗净，入锅，加适量水，煮沸，20分钟后去渣，并加入蜂蜜略煮即成。

【用法】代茶饮，每日1次，脾胃虚寒者慎食。

《草鱼姜酒》

〔功效〕可驱寒疏风、止痛理气、通窍利咽等。适用于风寒感冒及其相关病症，如鼻塞、全身发冷、头痛、咽痛、体虚等。

【材料】生姜25克，草鱼150克，米酒100克，盐适量。

【做法】1.将生姜和草鱼分别洗净、切片。

2.将250毫升清水加入锅中煮沸，放入生姜、草鱼和米酒，大火煮开，改用小火煮半小时，加入食盐调味即可出锅。

【用法】趁热服用，食肉喝汤，每日2次，2～3日病情即可好转。

《姜蒜柠檬蜜酒方》

〔功效〕祛风散寒解表。适用于风寒感冒的防治。

【材料】生姜100克，大蒜400克，柠檬3～4个，蜂蜜70克，白酒800克。

【做法】将大蒜蒸5分钟后切片，柠檬去皮后切片，生姜切片，与蜂蜜共浸泡于酒中3个月，过滤后即可饮用。

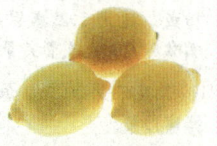

【用法】每日30克，不可过量饮用。

《葱姜豆豉豆腐汤》

〔功效〕春季的天气变化容易引发感冒，使用姜、葱等辛温发散的食材，可以很快驱寒发汗而使感冒得到缓解和痊愈。

【材料】豆腐1块，淡豆豉半大匙，葱白5根，生姜数片，盐适量。

【做法】1.淡豆豉、生姜、葱分别洗净，葱白切段，生姜切片。

2.油锅烧热，放入豆腐煎至表面微黄，移入汤锅，加入淡豆豉、生姜片和适量清水，用中火煲30分钟。

再加入葱白，待汤煮滚，加盐调味。

【用法】趁热饮用，每日1次。

《葱豉汤》

〔功效〕此汤具有发散风寒的功效。适用于外感风寒、头痛、鼻塞者。

【材料】葱30克，淡豆豉10克，姜3片，黄酒30毫升。

【做法】将葱、淡豆豉、姜和适量水一同煎煮，煮沸后倒入黄酒煮沸2次。

【用法】喝汤，每日1次。

第二节 慢性支气管炎

慢性支气管炎是因长期的物理、化学性刺激,反复遭受病毒、细菌感染等综合因素引起的气管、支气管黏膜及其周围组织的慢性炎症。表现为经常咳嗽、咳痰或伴有喘息,每年累计3个月,连续2年以上,且有冬重夏轻的特点。中老年人较为常见。

葱姜猪肺双米粥

〔功效〕猪肺与薏米搭配煮粥,具有清热利湿、补肺虚、止咳嗽的功效。适用于慢性支气管炎患者。

【材料】猪肺500克,大米半杯,薏米3大匙,葱花、姜末、料酒各适量,盐少许。

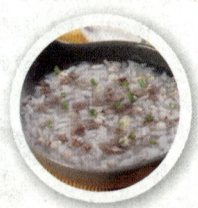

【做法】1.猪肺洗净,放入锅中,加适量水、料酒,煮至七成熟时捞出,切成丁。
2.大米、薏米淘洗干净,与肺丁、适量水一起入锅中,并放入葱花、姜末、盐、料酒,先置于大火上煮滚,再用小火熬煮,米熟烂即可。

【用法】温服,当作早餐服用,每日1次。

蜜烤萝卜干

〔功效〕消滞散瘀,益中补气。适用于肺热型慢性支气管炎。

【材料】白萝卜1000克,蜂蜜100克,淡盐汤适量。

【做法】1.白萝卜洗净切成两段,再切成手指粗的条状,浸入蜂蜜内,拌匀,1天后取出。
2.将白萝卜条倒入平底铁锅内,摊开,用小火慢慢烤干,约烤30分钟,此间每隔3～4分钟翻动1次,防止焦底。
3.烤干后再淋上适量蜂蜜,继续烘烤,如此反复数次,直至蜂蜜用完为止。

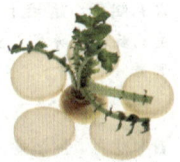

【用法】日服2次,每次食用2～3条,宜饭前嚼食,用淡盐汤半小碗送服,1个月为1个疗程。

茶树根姜蜜饮

〔功效〕具有润肺排毒、消炎止咳的功效。适用于因感冒导致的咳喘、咽喉肿痛、支气管炎等病症。

【材料】生姜50克,茶树根100克,蜂蜜适量。

【做法】将生姜、茶树根放入锅中，加入适量水煎煮，过滤去渣取汁，最后加入适量蜂蜜调匀。

【用法】内服，每日2次，每次20毫升。

姜参五灵脂液

〔功效〕**具有宣肺排毒、化痰消炎的功效。适用于支气管炎、咳喘不止、肺结核、痰多等病症。**

【材料】生姜、苍术、党参、五灵脂各10克，砂糖适量。

【做法】将上述材料中的前4味加水煎煮2次，过滤汁，加入砂糖，用小火煮至浓汁。

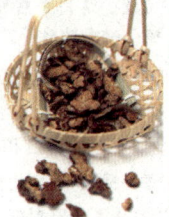

【用法】每日3次，每次10～20毫升，1～2个月为1个疗程。

糯米川贝梨蜜

〔功效〕**川贝和蜂蜜均可清热润肺、止咳化痰。蜂蜜作为镇咳祛痰的药物，主要用于无痰或少痰的咳嗽，但川贝既能祛痰，又有抑制痰涎分泌之效，故痰多者也适用。**

【材料】水梨2个，川贝5克，糯米100克，蜂蜜适量。

【做法】1. 将水梨洗干净，去皮与核，切成小块状。

2. 将川贝与水梨块一起放入大碗中备用。

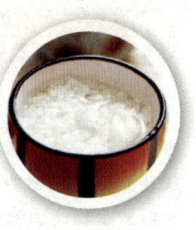

3. 将糯米洗干净，另取一个碗加入糯米与清水，放入蒸锅中蒸熟。

4. 蒸好后加入部分蜂蜜与植物油拌匀。

5. 倒入盛放水梨和川贝的大碗中，加入些许清水与剩余蜂蜜搅拌均匀。

【用法】趁热服用，每日1次，每次以20～30毫升为宜。

枇杷叶枣梨膏

〔功效〕**润肺化痰，止咳平喘，散热祛燥。适用于因肺热引发的咳嗽、支气管炎、哮喘等病症。**

【材料】枇杷叶50片，大枣250克，梨2个，莲子肉120克，蜂蜜150克。

【做法】1. 将枇杷叶加10倍的水煮沸1小时，过滤药汁，再加6倍量的水再煮30分钟，过滤药汁，除净混悬在药汁中的枇杷叶毛。

2. 将梨去皮、核，切碎，与大枣、莲子肉、蜂蜜一同放入锅内，倒入药汁，煮30分钟后翻转，再煮30分钟，用瓷罐保存即成。

【用法】趁热服用，每日1～2次，5～7日为1个疗程。

第三节 咳嗽

咳嗽是人体的一种保护性呼吸反射动作。咳嗽是异物、刺激性气体、呼吸道内分泌物等刺激呼吸道黏膜里的感受器，冲动通过传入神经纤维传到延髓咳嗽中枢引起的。咳嗽有助于排出自外界侵入呼吸道的异物或分泌物，消除呼吸道刺激因子。

萝卜橘子汁

[功效] 具有降气、化痰、止咳的功效。适用于咳嗽、咽喉肿痛。

[材料] 胡萝卜160克，橘子100～200克，苹果400克，蜂蜜适量。

[做法] 以上前3味材料均洗净切细，放入榨汁机中榨汁，然后加入适量蜂蜜，调匀即成。

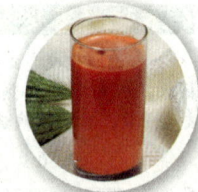

[用法] 日服数次，5～7日为1个疗程。

生姜百部汁

[功效] 具有宣肺散寒、排毒止咳、温肾纳气的功效。适用于咳喘不止、呛咳等。

[材料] 生姜、百部各适量。

[做法] 将上述材料分别捣烂取汁，取等份，煎服2次。

[用法] 每日1剂，10日为1个疗程。

葱糖蛋清液

[功效] 具有宣表解毒、滋阴润肺的功效。适用于感冒引起的咳嗽、喑哑、咽喉肿痛等。

[材料] 葱白4根，饴糖50克，鸭蛋清2个。

[做法] 将葱白和饴糖一起加水煎煮，煮沸后，倒入鸭蛋清调匀。

[用法] 每日1剂，分2次温服，服后忌食酸辣。

萝卜葱姜汁

[功效] 本品具有温中散寒、排毒止咳的功效。适用于风寒感冒引起的咳嗽、痰多、痰湿等症。

[材料] 生姜15克，葱白6根，白萝卜1个。

[做法] 1.将白萝卜洗净、切块；生姜洗净、切碎；葱白洗净、切段。
2.白萝卜块加入适量清水煎煮；放入生姜、葱白继续煎煮。

[用法] 喝汤吃菜，趁热服用，每日1剂。

花生壳葱梨汁

[功效] 葱白具有排毒散寒功效，有助于缓解咳嗽病症；而鸭梨具有止咳平喘功效，有利于改善和治疗感冒引起的咳嗽病症。适用于风寒感冒及其引发的咳嗽、咽喉肿痛等症。

[材料] 带根葱白2根，鸭梨半个，花生壳12颗。

[做法] 将上述材料分别洗净，加水煎煮，煮沸10分钟后，去渣取汁。

[用法] 喝汤，趁热服用，每日2次。

芥菜姜汁

[功效] 具有疏风散寒、排毒止咳功效。适用于风寒引发的咳嗽、头痛、鼻塞、四肢酸痛等病症。

[材料] 生姜10克，芥菜80克。

[做法] 将上述材料洗净、切碎，加水煎煮。

[用法] 温服，每日1剂，分2次服用，3日为1个疗程。

梨藕姜蜜汁

[功效] 秋梨有清火功效，冰糖和蜂蜜有排毒泻火功效，生姜则具有滋阴功效。因此，该方能够止咳化痰、去湿败火、滋阴补肾。适用于虚劳咳嗽等。

[材料] 生姜100克，秋梨7个，藕500克，大枣350克，冰糖150克，蜂蜜适量。

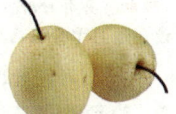

[做法] 将生姜、大枣、秋梨、藕一起捣烂取汁，将汁液下锅煮至黏稠成膏状，立即放入冰糖；待冰糖溶化后，再调入蜂蜜收汁即成。

[用法] 温水送服，每日早、晚各1次，每次1～2大匙。

蒜泥蜜汁

[功效] 具有驱寒止咳、平喘安神的功效。适用于小儿久咳不止等症。

[材料] 大蒜头20克，蜂蜜15克。

[做法] 大蒜去皮捣烂成泥，浸泡于一杯开水中，冷却后再煮1小时，调入蜂蜜搅拌均匀。

[用法] 趁热服用，每日1次，5日为1个疗程。

蒜饼敷穴

[功效] 具有止咳化痰、祛热除烦的功效。适用于因热证引发的剧烈咳嗽、胸膈烦闷等。

[材料] 大蒜1头。

[做法] 1. 将大蒜去皮，捣烂，用油类纱布包裹，压成饼状。

2. 将蒜饼敷于脚心，并选大椎、肺俞、膻中等穴位贴敷，至局部产生刺痛灼热感为宜。

[用法] 外用，连敷数日，外用纱布和胶布固定。

第四节 哮喘

哮喘是一种慢性呼吸道疾病,类似于支气管炎和肺气肿,可引起胸部紧闭感和呼吸困难。但患者的这些病症并非一直存在,可因各种环境或精神因素而发作,如接触花粉、毛发、灰尘或精神紧张等。偶尔的轻度发作不要紧,但频繁、严重地发作则需要急诊治疗。

核桃杏仁汤

〔功效〕具有补肾润肺、止咳定喘的功效。适用于久患哮喘、体质虚弱、气短喘促等。

【材料】核桃仁25克,杏仁、生姜各10克,蜂蜜适量。

【做法】将生姜洗净,与核桃仁、杏仁分别捣碎,一同入锅,加水400克,煮沸加蜂蜜,再煮沸,改用小火焖10分钟。

【用法】日服1剂,分2次服用,连服数月。

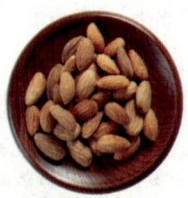

生姜大枣糯米粥

〔功效〕具有祛寒解表、化痰行水、益气调营、补脾和胃的功效。适用于寒喘患者,症见喘促气短、喉中痰鸣、痰液稀白、恶寒无汗、头痛身酸、舌苔白薄等。

【材料】鲜生姜9克,大枣2颗,糯米150克。

【做法】将生姜洗净、切末,再将大枣、糯米淘洗干净,与生姜末一同煮成稀粥。

【用法】日服1剂,分数次食用。此方适用于老年人。

荞麦蜜茶

〔功效〕具有润肺止喘、降气宽肠的功效。适用于各种原因引起的咳喘不止、哮喘等病症。

【材料】荞麦面120克,茶叶6克,蜂蜜60克。

【做法】将茶叶碾成细末,与荞麦面、蜂蜜混匀,备用。

【用法】每次取20克,沸水冲泡,代茶频饮。

芝麻姜蜜方

〔功效〕具有补肺、降气、定喘的功效。适用于哮喘病症。

【材料】炒黑芝麻250克,生姜、冰糖、蜂蜜各125克。

【做法】将生姜捣汁去渣，与黑芝麻浸拌再炒一下，冷却后与溶化混合均匀的冰糖、蜂蜜拌匀，放入容器中，备用。

【用法】日服2次，早、晚各服10克。

《蜂蜜蒸金瓜》

〔功效〕可补中、润肺、生津、补血。适用于支气管哮喘、肺阴虚咳嗽、消渴等病症。

【材料】金瓜（又名桃南瓜）500克，蜂蜜50克，冰糖适量。

【做法】将金瓜洗净切成小块，放入大碗中，加入蜂蜜和冰糖，放蒸笼内蒸约1小时，取出即成。

【用法】趁热食用。

《杏仁甘草蜜膏》

〔功效〕可清热润肺、止咳平喘。适用于肺燥热喘、肺气虚者。

【材料】杏仁（去皮尖）30克，甘草10克，生蜂蜜120克。

【做法】将杏仁与200克水一起下锅煎煮取汁，然后加入生蜂蜜和甘草，放砂锅内慢慢熬成稀膏。

【用法】饭后服用，每次服10克，日服2次。

《人参核桃汤》

〔功效〕可补肺肾，定喘逆。适用于肺肾两虚之咳嗽喘促、喘息型慢性支气管炎、慢性支气管哮喘、肺气肿等虚寒患者。

【材料】人参6克，核桃仁25克，生姜10克。

【做法】将人参洗净，与核桃仁、生姜一同入锅，加适量水，去渣取汁；药渣再加水煎煮取药汁，合并2次药汁，即成。

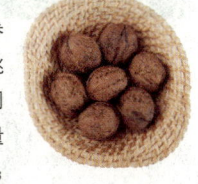

【用法】日服1剂，分早、晚2次温服。

《蒜蛋钙粉丸》

〔功效〕具有止咳平喘的功效，可有效缓解哮喘病症，并改善过敏性体质。适用于咳喘不止的患者。

【材料】大蒜500克，鸡蛋4个，钙粉20克。

【做法】1. 大蒜洗净切细，放入平底锅，加少许水，边煮边搅动，2小时后搅成泥状。

2. 取蛋黄，加入蒜泥中，用小火慢煮。

3. 最后加入钙粉，捏成梧桐子大小的丸子。

【用法】当药丸服用，每日1粒，10日为1个疗程。

第五节 肺炎

各种常见的病毒都可以引起肺炎,细菌性肺炎最常见的病菌是肺炎链球菌。较轻的肺炎可以在家里治疗,保证足够的休息并食用下面的食疗方即可;重者则必须住院治疗。所以请医生作出明确的诊断是治疗的前提。

百合梨蜜方

【功效】可润肺止咳、清热宁心。

【材料】百合60克,白梨300克,冰糖30克,蜂蜜、芡实粉各50克,豌豆10克。

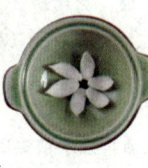

【做法】1.将百合冲洗干净,放在小碟上加蜂蜜拌匀,上屉蒸熟取出。
2.白梨去皮、核,切成橘瓣状。
3.冰糖放入锅内加开水500克,使冰糖熬煮化开,再加入白梨、豌豆,倒入蒸好的百合,开锅后用水芡实粉勾芡即成。

【用法】当点心食用,每日1次,5~7次为1个疗程。

葱姜麦子小热布袋

【功效】可排毒疏邪、宣肺消炎。适用于肺炎、发热、咳嗽、胸痰、呼吸困难等病症。

【材料】葱根3克,生姜、川军、枳实各9克,侧叶1把,麦子1碗,白萝卜3块,黄酒250克。

【做法】将上述材料一起压碎,并放入锅内炒热,再放入布袋。

【用法】外用,热敷于胸部,每日2~3次。

山药雪梨糯米粥

【功效】可消炎止痛、理气和中、止咳化痰等。适用于大叶性肺炎、肺结核、咳喘痰多、肺部疼痛、胸痛等。

【材料】干雪梨50克,山药片30克,糯米3大匙,枸杞子、蜂蜜各适量。

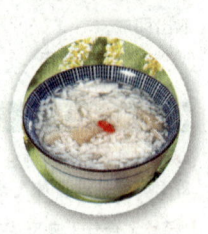

【做法】1.山药片、糯米均洗净;雪梨洗净,切块。
2.山药片、糯米、雪梨块一同放入砂锅内,加适量水,煮成稀粥,调入枸杞子、蜂蜜,稍煮即成。

【用法】当作早餐食用,每日1次。

第六节 消化不良

消化不良实际上是胃部不适的表现之一,消化不良病症提示消化过程受到某些因素的干扰,比如过饱、饮酒过量、服用某种药物等。消化不良可能是偶然的,也可能是慢性持续的。消化不良本身不会致命,但其可能是由某种严重疾病引起的,因而不能忽视该病。

苹果梅酒蜜方

[功效] 可健脾胃、助消化、治腹泻等。适用于因食用海鲜、生冷食物导致的消化不良,如腹泻、腹胀等。

[材料] 苹果1个,梅酒、蜂蜜各10克。

[做法] 将苹果洗净去皮,榨汁,再与梅酒、蜂蜜混匀。

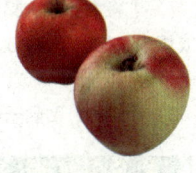

[用法] 日服1剂,分早、晚2次服用。

金橘蜜酒方

[功效] 可理气解郁、开胃消食。适用于食欲不振、食滞胃脘、咳嗽、痰稀白等。

[材料] 金橘600克,蜂蜜120克,白酒1500克。

[做法] 将金橘洗净,晾干,拍松或切瓣,与蜂蜜一同放在白酒中,密封浸泡2个月即成。

[用法] 日服2次,每服15~20克。

蒸鲢鱼干姜

[功效] 可理气和胃、健脾开胃、排毒消炎。适用于脾胃虚寒患者,如消化不良、腹泻、腹痛、痢疾等。

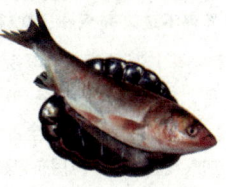

[材料] 干姜10克,鲢鱼1条,盐少许。

[做法] 将干姜切片,鲢鱼去肠杂、洗净、切块,撒上少许食盐腌制20分钟,再放入蒸锅蒸熟即成。

[用法] 趁热食用,每日1次。

葱姜吴茱萸茶

[功效] 可活血理气、健脾和胃、促进消化系统功能。适用于腹胀引起的消化不良、积食、食欲不振等。

[材料] 生姜、葱白各10克,茶叶、吴茱萸各5克。

[做法] 将上述材料加水煎煮2次即成。

[用法] 口服,每日1剂。

第七节 呕吐

呕吐是自身的某些状况（比如患病）或外界某些因素（比如乘车）引起的，呕吐不是疾病，如咳嗽一样，是身体的保护性反射。因而，要想缓解呕吐病症，辨明引起呕吐的原因至关重要。

藤叶葱姜布袋

[功效] 可排毒平肝、和胃降逆。适用于呕吐实证，多因肝胃不和、痰饮内阻、积食不化、外邪入侵所致胃部不适，如呕吐、脘腹胀满等。

[材料] 带须葱白60克，老姜20克，艾叶、丝瓜藤各30克。

[做法] 将上述材料全部切碎，一起加入食盐炒热，再用布包裹起来即成。

[用法] 外用，熨温中脘腹部，冷却后再炒、再熨。每次半小时。

花椒粳米葱末粥

[功效] 可健脾胃、止呕吐。适用于消化不良、风寒引起的呕吐。

[材料] 花椒粉、粳米各适量，葱、盐、味精少许。

[做法] 将粳米淘洗干净，加水熬煮成粥。将葱切末，并将其与盐、味精加入粥中，调匀稍煮，趁热撒入花椒粉食用。

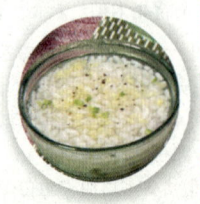

[用法] 口服，每日2次。

吴茱萸蒜贴

[功效] 和胃理气、止吐消食。适用于顽固性呕吐病症，如呕吐不止。

[材料] 吴茱萸10克，大蒜5瓣。

[做法] 将大蒜去衣捣烂；吴茱萸研成细末，与大蒜拌匀，揉成5分钱硬币大小的药饼即成。

[用法] 外用，贴敷于两足心。

紫苏芦根粥

[功效] 可清热解毒、和胃止吐。适用于湿热呕吐及胃寒导致的呕吐等。

[材料] 绿豆、芦根各100克，姜10克，紫苏叶15克，蜂蜜适量。

[做法] 1.芦根洗净，切段；姜去皮，洗净，切片。

2.把芦根段、姜片与紫苏叶一同放入锅中，加适量水煎汤，去渣取汁。

3.绿豆洗净，与做法1中的药汁一同放入锅中煮成粥，并加入适量蜂蜜。

[用法] 趁热服用。

第八节 腹泻

腹泻又称为泄泻,是指排便次数增多,粪便稀薄,或泻出如水样。古人将大便溏薄者称为"泄",大便如水注者称为"泻"。本病一年四季均可发生,但以夏秋两季多见。本病可由多种疾病引起,临床上可分为急性泄泻和慢性泄泻两类。

榛子蜜粥

[功效] 可益气血、宽肠胃。适用于脾胃虚、气血弱、泄泻等症。

【材料】榛子、粳米各50克,蜂蜜20克。

【做法】将榛子沉水去皮,水磨取其浆汁,与淘洗干净的粳米一同入锅,加适量水,用大火烧开,再转用小火熬煮成稀粥,加入蜂蜜。

【用法】日服1剂,分数次食用。

木瓜蜜饮

[功效] 可滋润五脏、祛湿舒筋。适用于吐泻转筋、胃及十二指肠溃疡等症。

【材料】木瓜1个,蜂蜜50克。

【做法】将木瓜洗净,去皮、去籽后切成小块,放入锅中加入适量水,烧煮至熟后加入适量蜂蜜,改用小火煮20分钟左右,即可出锅。

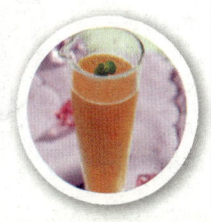

【用法】趁热服用,每日1次,可分数次服用。

姜茶末

[功效] 可温中解毒,止痛止泻。适用于诸多寒证,如胃寒、腹痛、泄泻等。

【材料】干姜60克,茶叶120克。

【做法】将上述材料晒干,研成细末,贮瓶备用。

【用法】每日2~3次,每次3克。

葱白两叶泡脚

[功效] 可调理肠胃、解毒止泻。适用于寒证、湿证和急证等,如暴泻、肠鸣、腹痛等。

【材料】葱白、艾叶、食盐各20克,臭椿树叶60克。

【做法】将上述材料全部放入锅中,用水煎煮即成。

【用法】趁热洗双脚,每日2次,早晚各1次。

伏龙肝姜蒜灸

〖功效〗具有温中和胃、解毒化瘀、止泻止痛等功效。适用于久泻不止。

【材料】大蒜、大枣各12克,生姜6克,伏龙肝30克。

【做法】将上述材料一起捣烂成泥,贴敷于肚脐或腹部,再用艾绒温灸。

【用法】外用,每日2次,早、晚各1次。

蒜糖烤薯

〖功效〗可健脾胃、止泄泻、促消化等。适用于因脾虚、肾虚或水饮留肠而导致的泄泻不止,也可以治疗腹痛、肠鸣、完谷不化等病症。

【材料】独头蒜3个,红糖30克,红薯1个。

【做法】先将红薯挖个小洞,再将独头蒜、红糖放入洞内,并及时封口,用炭火将红薯烤熟即成。

【用法】每日1剂,分2次服用。

生姜醋蛋方

〖功效〗可健脾温中。适用于风寒引起的腹泻。

【材料】生姜15克,鸡蛋3个,米醋15克,盐、葱各适量。

【做法】先将鸡蛋打碎,生姜切碎,加适量的盐、葱等调味品,混合搅匀,用油煎炒成鸡蛋饼,将熟时加入米醋即成。

【用法】当点心吃,随意食用。

生姜大枣茶

〖功效〗可温中散寒,益气补中。适用于寒证引发的泄泻。

【材料】生姜30克,大枣10克。

【做法】将上述材料炒至微焦,加水煎汤。

【用法】代茶饮,每日1剂。

益母草姜蜜汁粥

〖功效〗具有健胃、发汗、去湿、杀毒等功效。适用于寒性体质者及遭受寒湿引起的肠鸣腹泻者。

【材料】益母草汁、蜂蜜各半大匙,生地黄汁、藕汁各40克,粳米半杯,生姜汁少许。

【做法】1.粳米淘洗干净,与适量水一同放入锅中煮粥。

2.待粥熟时,加入益母草汁、生地黄汁、藕汁、生姜汁、蜂蜜,煮成稀粥。

【用法】温服,每日1次,早上或晚上服用效果最佳。

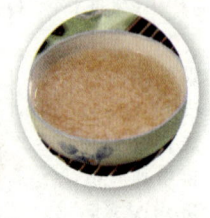

第九节　便秘

便秘是指粪便在肠内停留过久，以致大便次数减少、大便干结、排出困难或不尽。一般2天以上无排便，可提示便秘存在。如果每天均排大便，但排便困难且排便后仍有残便感，或伴有腹胀，也应纳入便秘的范围。长期便秘会带来许多不良后果，如肛裂、痔疮等继发症。

蛋黄芝麻蒜蜜酒

[功效] 可通肠道、健脾胃。适用于大便秘结、大便难下。

[材料] 40度白酒600毫升，鸡蛋黄、芝麻（炒熟）各50克，纯蜂蜜100克，大蒜200克。

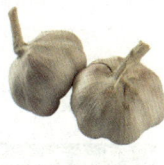

[做法] 1. 将大蒜捣成泥状，加入蛋黄，搅拌均匀，用小火烘焙干，再加入芝麻，一起研成末。
2. 将上述两种粉末加入白酒，搅匀，再加入蜂蜜，充分搅拌均匀后，放到阴凉处静置，6个月后即可得到上层飘浮着一层淡茶色的透明清液。

[用法] 口服，每晚1次，取20滴清液加入1倍水稀释。

蒜药饼贴

[功效] 可通利肠道、消肿止痛，对于便秘引发的肠道、腹部不适及肛门疼痛均有显著疗效。适用于阴寒凝滞所致的大便秘结症。

[材料] 大蒜、苦丁香各10克，附子15克，炮川乌12克，香白芷9克，胡椒3克。

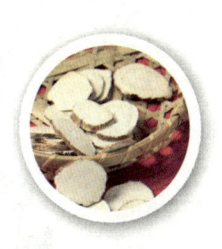

[做法] 将上述材料一起捣成粉末，并混合制成饼即成。

[用法] 外用，贴于脐部，隔日1次，3～5次为1个疗程。

大葱蘸草乌头末

[功效] 温经通络、排毒止痛、通利肠道。适用于便秘、痔疮等的治疗。

[材料] 大葱1根，草乌头末少许。

[做法] 将大葱去根、洗净，用葱白蘸少许草乌头末。

[用法] 外用，直接塞入肛门内。

水梨西红柿汁

[功效] 果胶是一种可溶性物质，能

吸收大量水分,使人产生饱足感,并能促进肠道蠕动,有利于排便。而水梨中的果胶含量很高,比苹果更有助于消化。消化不良及便秘者,每餐饭后食用1个梨,则大有神益。西红柿中的柠檬酸、苹果酸和糖类,有促进消化的作用。

【材料】水梨2个,西红柿400克,蜂蜜适量。

【做法】1. 将水梨洗干净,去皮与核,切成小块。

2. 将西红柿洗干净,去皮与蒂,切成小块。

3. 将水梨与西红柿放入榨汁机中,调成果汁,并加入适量蜂蜜即可食用。

【用法】饭后半小时再饮用,每日1次。

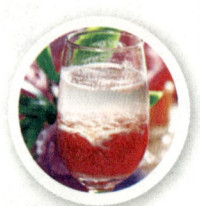

姜油入肛门

〔功效〕可促进血液循环,活化细胞的运作,起到开结的作用,以促进排便。适用于便秘引起的食欲不振、腹胀腹痛、胸闷烦躁等。

【材料】老姜1块,香油少许。

【做法】将老姜切成长1寸左右大小的块状,再用草纸包好,煨熟后去除草纸,涂上香油,即可直接塞入肛门。

【用法】外用,每日1次,5~7次为1个疗程。

皂角刺葱白贴

〔功效〕可理气通便、排毒祛热。适用于因脾虚、肾虚、寒证引发的大便干燥、排便困难、腹部疼痛等便秘病症。

【材料】葱白13克,五倍子、淡豆豉各6克,松子仁8克,皂角刺12克。

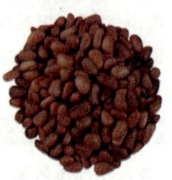

【做法】将上述材料分别捣烂,并混合搅匀,直接贴敷于肚脐处,外用纱布和胶布固定即可。

【用法】外用,隔日1次,5次左右为1个疗程。

豆豉葱姜贴

〔功效〕可利肠通便、排毒止痛。适用于大肠气虚引发的便秘病症,尤其适合老年人。

【材料】生姜1块,带须葱白1根,淡豆豉2小匙,食盐1小匙。

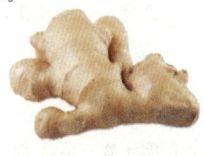

【做法】将上述材料捣烂成泥状,并混合制成小圆饼,加入适量食盐,煨热后贴敷于肚脐处。

【用法】外用,每日1次,5~7次为1个疗程。

第十节　腹痛

腹痛是多种原因引起的腹部病症，主要是腹部器官的疾患。医生通过对腹痛部位、腹痛性质等的分析，可以大致推断出引发腹痛的病因，了解了这些病因，腹痛即可缓解或治愈。

附片干姜粥

【功效】可温中补阳、散寒止痛。适用于肾阳不足、风寒湿痹、脘腹冷痛、大便溏泻等病症。

【材料】附片6克，干姜3块，葱白5克，红糖15克，粳米100克。

【做法】将附片、干姜去净灰渣，烘干研成粉末，再用淘洗干净的粳米与附姜粉一同煮沸，加入葱白、红糖，继续熬煮成粥。

【用法】日服1剂，分数次食用，一般3~5次为1个疗程。实证、热证患者不宜服用。

桂蜜饮

【功效】可补中润燥、通血脉、补脾胃。适用于腹部隐痛、消化不良等。

【材料】肉桂5克，蜂蜜适量。

【做法】将肉桂洗净切块，放入锅内，加水煎，过滤去渣取浓汁，加入蜂蜜，调匀即成。

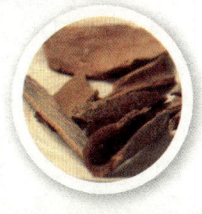

【用法】日服1剂。

蒜泡醋酒

【功效】可排毒和胃、温中止痛。适用于受寒性腹痛。

【材料】大蒜、食醋、黄酒各500克。

【做法】将大蒜洗净、掰瓣，放入瓶内，倒入食醋、黄酒，密封浸泡10天即成。

【用法】空腹口服，每日食用大蒜5~6瓣，7日为1个疗程。

蒜姜泡醋

【功效】可健脾胃、止疼痛。适用于受凉或风寒引发的腹痛。

【材料】大蒜、生姜各50克，食醋250克。

【做法】1.将大蒜洗净、掰瓣；生姜洗净、切片。

2.蒜瓣和姜片一起放入瓶内，再倒入食醋密封保存，30天后即可。腹痛时，食少许大蒜、生姜，喝15毫升浸泡液。

【用法】口服，每日1~2次。

第十一节　肝炎

肝炎是肝脏炎症的总称。可指一组病毒性疾病，即通常所说的甲、乙、丙、丁、戊型肝炎；也包括由酒精滥用、药物使用不当或摄入了环境中毒物而引起的肝炎。肝炎是严重的传染病之一，得了肝炎必须到医院诊治，下面的食疗方可起到调养和辅助治疗作用。

芹菜蜂蜜汁

〔功效〕可清热解毒、保肝消炎。适用于传染性肝炎患者。

【材料】鲜芹菜120克，柠檬1/4个，蜂蜜适量。

【做法】将芹菜去根、洗净、切段，包入纱布挤压取汁；将柠檬去皮榨汁，然后兑入芹菜汁中，并加入适量蜂蜜即成。

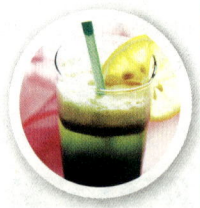

【用法】日服1剂，可分2～3次服用。

豆浆蜜饮

〔功效〕可清肝火、润燥补湿。适用于因内热或燥热引发的迁延性肝炎。

【材料】淡豆浆500克，蜂蜜15克，白糖6克。

【做法】将淡豆浆煮沸，再加入蜂蜜和白糖，搅拌均匀即成。

【用法】当点心食用。

复肝膏

〔功效〕可对肝脏有一定的保护功效。适用于急慢性肝炎、早期肝硬化等。

【材料】苏子、蜂蜜、蜂蜡、香油各500克。

【做法】1. 将苏子淘洗干净，炒熟，碾碎。

2. 将香油和蜂蜡置于锅中，加热，至溶化为液体后，加入蜂蜜，一边搅拌一边加热，至表面产生一层白色泡沫即可关火，静置10分钟后，倒入苏子末，用力搅拌成膏状。

【用法】温水冲服，每日3次。

蒜泥绿豆甜汤

〔功效〕可理气通经，解毒消炎，祛热清肝。适用于慢性肝炎的治疗和缓解。

【材料】大蒜50克，绿豆、白糖适量。

【做法】将大蒜捣烂成泥状，加入适量绿豆熬汤，待绿豆熟透后，再加入适量白糖即成。

【用法】趁热服用，每日2次，5～7日为1个疗程。

第十二节　高血压

此病又称原发性高血压，与遗传和长期精神紧张有关，主要表现为动脉压升高（连测数次的非同日血压，收缩压≥140mmHg，舒张压≥90mmHg）、头痛、头晕。持续的高血压会迫使心脏超负荷工作，还会损伤动脉血管、大脑、肾脏等器官，应积极调整治疗。

一味蜂蜜方

【功效】可清热解毒、营养心肌、润肺护肝、通便止咳、降血压。适用于高血压及其并发症，如冠心病、动脉硬化等。

【材料】蜂蜜30克，温开水适量。

【做法】将蜂蜜加温开水冲调即成。

【用法】日服2次。

香蕉蜜茶

【功效】可清热解毒，润肺滑肠，降血压。适用于高血压及其并发症，如动脉硬化、冠心病等。

【材料】香蕉50克，茶叶、蜂蜜各适量。

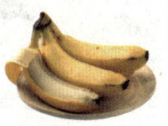

【做法】1. 将茶叶放入茶杯中，用开水泡好。
2. 香蕉研碎，加到等量茶水中，再加蜂蜜适量即成。

【用法】代茶温饮。

菠菜姜醋方

【功效】可促进血液循环、清扫血管壁、降低血压。适用于体虚型的高血压患者。

【材料】菠菜250克，生姜25克，酱油、香油各2小匙，花椒油、盐各1小匙，味精、醋各适量。

【做法】1. 先将菠菜摘去黄叶，洗净切成小段，鲜姜去皮后切成丝。
2. 锅内加清水，置于火上烧沸，加入菠菜略氽烫，捞出沥净水，轻轻挤一下，装在盘内，晾凉，再将姜丝、醋等调料一起加入凉拌，拌匀入味即成。

【用法】随意食用。

糖醋蒜

【功效】可理气降压、排毒消炎，适用于高血压患者。长期服用，可使血压处于较低水平。

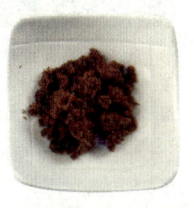

【材料】大蒜、食醋各500克，红糖200克。

【做法】将大蒜洗净、掰瓣，放入瓶内，倒入红糖、食醋，密封浸泡30天以上即可。

【用法】空腹服用，早起服用最佳，每日食用大蒜4~5瓣，喝少许汁液。

吴茱萸姜酒

〔功效〕降低血压，将血压稳定在一个正常水平；排出毒素，保证体内血管壁的清洁，起到一定的稳定血压的作用。长期敷药可以有效地降低血压。

【材料】生姜3克，吴茱萸30克，白酒少许。

【做法】将生姜和吴茱萸研磨成细末，加入白酒烧热，贴敷于足心，外用纱布和胶布固定。

【用法】每晚贴敷1次，第二天早晨去掉即可。

大葱炒猪腰

〔功效〕大葱在猪腰的作用下，具有强大的降血压、排毒、强肾功效。适用于血管瘀滞及气虚型的高血压患者。

【材料】大葱30克，杜仲15克，猪腰250克。

【做法】1.将大葱洗净、切段；杜仲刮去粗皮、洗净、切丝，放入锅内，倒入清水，煮沸半小时，过滤去渣；猪腰子洗净、切片。

2.锅内倒油烧至七成热，煸香葱段，放入猪腰翻炒，放入葱段(也可放些姜、蒜)，煎至出香味，放入猪腰迅速翻炒，倒入杜仲调好的湿淀粉，再翻炒几下，即可。

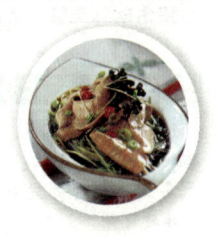

【用法】趁热食用，每日1次。

蒜蓉拌茄子

〔功效〕行气解毒，排毒杀菌，降脂降压。适合肝肾阴虚的高血压患者食用。

【材料】大蒜30克，茄子200克，盐1小匙，香油、酱油各2小匙。

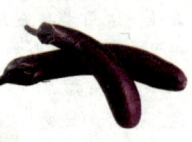

【做法】1.把大蒜去皮，捣成蒜蓉，并将茄子洗净，切两半，备用。

2.将茄子放入蒸笼蒸20分钟后，拿出茄子放入盘内，加入蒜蓉、香油、盐、酱油等调料拌匀。

【用法】日常饮食，每日1次，10日左右为1个疗程。

第十三节 冠心病

冠心病是心脏冠状动脉疾病的总称，多是心脏冠状动脉内壁上形成了斑块，而令其供给心脏的血液严重减少，引致心绞痛、心肌组织产生电机械活动不稳。倘若供应给心脏某部分的血液完全停止时，便无法得到氧气，从而造成无法弥补的伤害，甚至导致死亡。

丹参蜂蜜饮

[功效] 活血散瘀，疏通血管，肃清心脑血管瘀堵状况，改善心脏疾病。适用于冠心病、心律失常、动脉硬化、高血压等病症。

[材料] 丹参15克，炼蜜30克。

[做法] 将丹参洗净切片，放入砂锅中，加清水1500克，煎煮至1000克，去药渣，取汁放入砂锅内，加入蜂蜜，再煮沸即成。

[用法] 日服1剂。

李子蜜饮

[功效] 可补中润燥，祛火散瘀。适用于冠心病等。

[材料] 新鲜李子20克，蜂蜜20克。

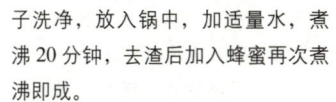

[做法] 将新鲜李子洗净，放入锅中，加适量水，煮沸20分钟，去渣后加入蜂蜜再次煮沸即成。

[用法] 日服2次。

葱姜粳米粥

[功效] 可活血温中，通利脏腑器官，促进心脏功能正常化。适用于冠心病引发的胸闷、胸胁疼痛、气短等症。

[材料] 葱白5～10根，生姜5片，粳米50克。

[做法] 将粳米洗净，加入适量水煮成稀粥；再加入葱白、生姜熬煮。

[用法] 趁热服用，每日2次。

双炮姜蜜丸

[功效] 具有促进经脉血液循环，达到温经除痹的功效。适用于冠心病引发的心痛、背痛等。

[材料] 干姜、蜀椒、赤石脂各1.2克，附子炮0.6克，乌头炮0.3克，蜂蜜适量。

[做法] 将上述前五味材料研磨成细末，然后加入适量蜂蜜拌匀，并制成梧桐子大小的丸子。

[用法] 口服，先服用1丸，效果不明显，再次服用，至病情缓解。

参蒜炖瘦肉汤

[功效] 可养心活络，化瘀排毒。适用于冠心病、心气不足、瘀血不散等病症，常见病症有心悸、乏力、倦怠、懒言、面色苍白、心胸满闷等。

[材料] 大蒜20克，猪瘦肉150克，黄芪、丹参各10克，食盐适量。

[做法] 1. 将黄芪、丹参水煎，过滤取液。
2. 将药液与猪肉、大蒜一起下锅煮熟，加入少许食盐调味。

[用法] 趁热食肉喝汤，每日1次。

大蒜玉米粥

[功效] 可通经活血，促进血液流入心脏，保证心脏的正常机体活动功能，有效治疗或缓解冠心病病症。

[材料] 玉米50克，大蒜6瓣，糖、醋各适量。

[做法] 1. 将大蒜去外衣，洗净，放入糖和醋，腌制1日。
2. 将玉米磨碎，熬煮成粥；然后将浸泡好的大蒜放入同煮，略煮片刻即可食用。

[用法] 现煮现食，趁热服用，每日1次，15次为1个疗程。

猪心蒜汤

[功效] 大蒜和猪心配合食用，对于缓解心悸、惊恐、心跳异常均有显著疗效，适用于心脏不适引起的心悸、失眠等病症。

[材料] 大蒜2个，猪心1个，朱砂少许。

[做法] 将猪心洗净，再将朱砂放入猪心之中，加入大蒜和清水，用小火炖熟。

[用法] 趁热食肉喝汤，任意食用。

菠萝嫩姜炒鸭片

[功效] 生姜能够促进血液循环，清除血管壁的杂质和胆固醇，保证血管通畅，从而稳定心脏功能，有效治疗和缓解冠心病症。

[材料] 菠萝400克，嫩鸭肉250克，嫩姜150克，红辣椒2个，生抽、料酒、盐、味精、糖、水淀粉各适量。

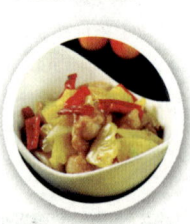

[做法] 1. 嫩鸭肉洗净切片，加生抽、料酒、部分水淀粉拌匀，腌制一会儿。
2. 菠萝肉切片，用盐水浸过，捞出后冲净，加糖拌一下；红辣椒切小段；生抽、糖、盐、味精、水淀粉放入碗内，调成味汁；嫩姜洗净，切片。
3. 鸭片下温油中滑散，捞出；锅内留少许油烧热，先下姜片炒香，再下鸭片同炒，倒入调好的味汁，放入菠萝片、辣椒炒匀即成。

[用法] 日常饮食，任意食用，10次为1个疗程。

第十四节　中风后遗症

"中风"是一类疾病的统称。这类疾病发病急,以突然昏倒在地、不省人事,或突然发生口眼歪斜、语言不利、半身不遂等为特征。特别是近十几年来,中风的发病率越来越高,多是由脑神经损伤引起的,包括视力障碍、偏瘫、感觉障碍、四肢麻痹等。

姜醋方

〖功效〗可祛风活络。适用于中风后肢体麻木患者。

【材料】生姜60克,醋100克。

【做法】先将生姜与醋共煎,备用。

【用法】外用,洗患肢,每日1次。

推擦生姜碎

〖功效〗可排出体内毒素、通利七窍、祛热驱风。适用于忽然昏倒中风、不省人事的患者。

【材料】生姜适量。

【做法】将生姜洗净,碾碎或捣碎,向患者面部的天庭,即两眉之间、前额的中央上下反复推擦。

【用法】反复推擦,即刻醒来。

水煎"四生"

〖功效〗可解内毒、驱邪风、宣七窍。适用于中风气厥、昏迷不醒、六脉沉浮者。

【材料】生姜9片,生木香、生附子、生南星各15克。

【做法】将上述材料一起下锅,加入适量水煎煮。

【用法】趁热灌服,每日1剂。

香樟葱姜热熨

〖功效〗可温经通络、排毒除痹。适用于因经脉空虚导致的风邪入里、肝肾虚亏、痰热咽痛等,可治疗中风及口眼歪斜、半身不遂等病症。

【材料】葱白12克,生姜10克,三角风、九龙藤、葛根各20克,香樟皮30克,食盐适量。

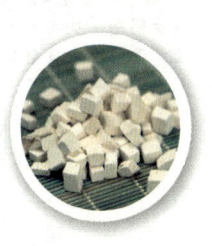

【做法】除食盐外,将上述其余材料清洁后放入锅内翻炒,之后加入适量食盐,翻炒至温热,用布包裹熨温患处即可。

【用法】每日2次,需时刻保持一定温度,但温度不易过高,以免烫伤。一般以10日为1个疗程。

艾叶双根蒜泥

[功效] 可活血通络、温经止痛、除麻解痹，能够极大地促进血液循环，增强细胞活力。适用于因气血虚脱导致的神志不清、口眼歪斜、四肢麻痹、半身不遂等病症。

[材料] 大蒜15克，艾叶10克，追风伞、野棉花根各30克，大夜关门根20克。

[做法] 将上述材料一起捣烂成泥，加入适量食盐翻炒，再用布包裹熨温患处及其邻近穴位。

[用法] 每次半小时，每日2次，保持一定温度，但温度不可过高，以免烫伤。

天南星姜汁贴

[功效] 可促进血液循环，打通经脉瘀堵问题，从而达到排毒通窍的功效。适用于中风引起的手脚屈伸不利、瘫痪等病症。

[材料] 生姜汁少许，天南星末适量。

[做法] 将上述材料混合，并调匀，贴敷于患处。

[用法] 口歪向左斜者贴敷于右侧，反之亦然，每日1次。

蒜泥贴

[功效] 可通经脉、利关节、改善大脑中枢神经系统功能。适用于因中风引发的口眼歪斜、失语等症，甚至对产后中风病症也有一定的辅助治疗作用。

[材料] 大蒜适量。

[做法] 将大蒜捣烂成泥，然后贴敷于合谷穴处。

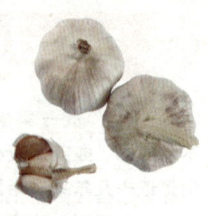

[用法] 每日1剂。

泡子姜鹅肠

[功效] 可通络活血、通利关节、改善大脑运动中枢神经系统功能。适用于因中风引发的精神萎靡、手脚不利、大小便失禁等症。

[材料] 鲜鹅肠200克，泡子姜100克，葱2根，蒜4瓣，辣豆瓣酱3大匙，泡菜盐水100克，花椒油1大匙，香油2小匙。

[做法] 1. 泡子姜用刀切成片；葱、蒜分别洗净，切成细末。

2. 鲜鹅肠洗净，切成长段，放入沸水中汆烫一下，快速捞出，晾凉。

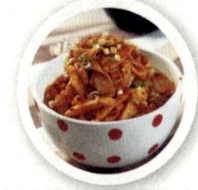

3. 辣豆瓣酱放入碗中，倒入滚油烫香，将子姜片、鹅肠放入碗中，搅匀。

4. 加入盐水、花椒油、香油，以及蒜末、葱花，一同搅匀，装入盘中。

[用法] 日常饮食，每日1次。

第十五节 贫血

在一定容积的循环血液内红细胞数量、血红蛋白量及血细胞比容均低于正常标准者称为贫血。其中以血红蛋白最为重要，成年男性低于120克/升，成年女性低于110克/升，一般可认为贫血。但它不是一种独立的疾病，可能是一种基础的或较复杂疾病的重要临床表现。

黄鳝生姜焖饭

[功效] 可健脾补虚，养血温中。适用于贫血及其引起的消瘦乏力及病后虚损等病症。

[材料] 生姜汁20毫升，黄鳝150克，大米100克。

[做法] 将黄鳝处理干净、切丝，加入姜汁拌匀；将大米焖煮至熟，将黄鳝撒于饭上，改用小火焖熟。

[用法] 趁热食用，可加调料调味。

阿胶蜂蜜酒

[功效] 可健脾理气，补血生血。适用于贫血引起的气虚、面色惨白、乏力等病症。

[材料] 阿胶15克，红糯米50克，蜂蜜30克，米酒15～20毫升。

[做法] 将红糯米洗净，加入适量水熬煮成粥，再加入阿胶、蜂蜜、米酒搅匀即可食用。

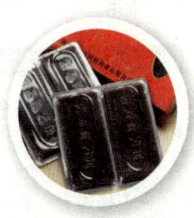

[用法] 温服，每日3次，每次3杯。

鸡肝姜葱大米粥

[功效] 鸡肝富含铁和维生素C，对改善贫血病症有显著疗效；同时葱和姜均能够积极地促进血液循环，进一步提高身体的免疫力，防止因贫血出现昏厥、呕吐等不适。

[材料] 鸡肝、大米各100克，姜20克，葱1根，酱油2大匙，盐、香油适量。

[做法] 1. 大米洗净，姜去皮切末，葱洗净切末，鸡肝洗净切小丁。

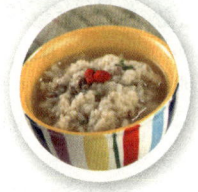

2. 将鸡肝放入碗中，加姜末及酱油拌匀，腌15分钟备用。

3. 大米放入锅中，加入适量水煮至软烂，再加入鸡肝煮熟，最后加盐调味，撒上葱末，淋上香油。

[用法] 日常饮食，任意食用。

第十六节　糖尿病

糖尿病是最常见的内分泌系统疾病，有现代文明病之称，是由各种原因造成胰岛素相对或绝对缺乏及不同程度的胰岛素抵抗，使体内糖类、脂肪及蛋白质代谢紊乱。其典型病症为"三多一少"，即多饮、多尿、多食、消瘦（体重减少）。

鲫鱼胆姜丸

〔功效〕可平肝降火、排毒止渴。适用于过食肥甘、情志失调导致的脏腑燥热、阴虚火旺等。

【材料】干姜50克，鲫鱼胆3个。

【做法】将鲫鱼胆绞汁，干姜烘焙干，研磨成细末，加入胆汁制成丸子，如梧桐子大小。

【用法】每次5~6丸，每日1次，用米汤送服。

凉拌葱白丝

〔功效〕可清热解毒、生津润燥。适用于糖尿病引发的口渴多饮病症。

【材料】连须葱白100克，香油、食盐、味精各少许。

【做法】将上述材料洗净，用沸水氽烫、切丝，调入香油、食盐、味精调味。

【用法】当菜食用，每日2次。

香葱爆海参

〔功效〕可解毒、除湿、润燥等。适用于糖尿病及其引发的口渴多饮、烦躁、尿频等病症。

【材料】水发海参300克，香葱适量，盐1小匙，味精半小匙，菌油、白糖、料酒、耗油、高汤、香油、水淀粉各适量。

【做法】1. 海参洗净汆烫；葱洗净，切段。

2. 油锅烧热，葱段爆香，放入海参，加入调料（水淀粉、香油、高汤除外），炒入味。

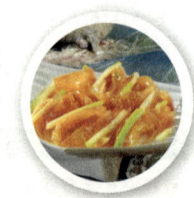

3. 加入高汤，用水淀粉勾薄芡，淋上香油。

【用法】日常饮食，每日1次，可分数次食用。

双皮花粉蜜

〔功效〕可消渴、止痛、利尿、增强身体免疫力。适用于糖尿病引发的口渴、尿浊等病症。

【材料】蜂花粉12克，西瓜皮、冬

瓜皮各15克。

【做法】将上述材料一起下锅,加水煎煮2次,取汁。

【用法】每日1次,每次半杯。

玫瑰西红柿蜜乳

【功效】促进胰岛素的分泌,减轻血管壁的压力,改善糖尿病病症。适用于糖尿病及其并发症,如高血压、冠心病、动脉硬化等。

【材料】蜂乳60克,西红柿4个,蜜玫瑰2克。

【做法】1.将西红柿洗净,加入沸水中浸泡约2分钟,捞起放入清水冷却,撕去外皮,切6瓣,去皮、蒂和籽。

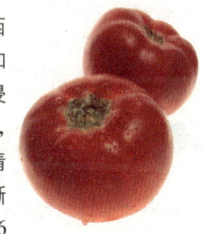

2.将蜂乳倒入容器中,加入冷开水调匀,淋在番茄瓣上装盘,最后撒上蜜玫瑰。

【用法】每日1次,分数次食用。

粉末姜藕蜜膏

【功效】可养阴、清热、生津。适用于津液亏损,烦渴引饮的糖尿病患者。

【材料】黄连末、天花粉末、牛乳、藕汁、生地汁、生姜汁、蜂蜜各适量。

【做法】将上述材料混合,调成膏状。

【用法】开水冲服,每日2次。

葱炒豆腐

【功效】可补充大量蛋白质,及时补充脑力和体力消耗,适用于糖尿病体虚等病症。

【材料】豆腐1块,葱3根,盐1大匙,水2杯。

【做法】1.将1大匙盐与2杯水混合调匀;豆腐用水冲净,放入调匀的盐水中浸泡30分钟,捞出,沥干水分,切成长方块。

2.葱洗净,切段。

3.平底锅中倒入2大匙油烧热,放入豆腐块煎至两面呈金黄色。

4.加入盐及葱段翻炒数下。

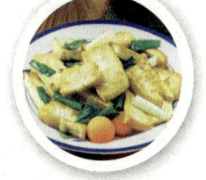

【用法】日常饮食,随时食用。

黑豆蜜

【功效】可补充蛋白质和维生素,及时为糖尿病患者补充体力消耗。适用于食多易饥、形体消瘦的糖尿病患者。

【材料】蜂蜜20克,黄精、黑豆各60克。

【做法】先将黄精、黑豆洗净,一同放入锅中,加清水1500克浸泡10分钟,用小火慢炖2小时,再加蜂蜜搅匀。

【用法】每日早、晚各1次,每次15克。

第十七节 肥胖症

肥胖是指一定程度的体重超重与脂肪层过厚,它是由体内脂肪积聚过多而导致的。一般而言,体重超过标准体重20%即为肥胖症。肥胖度在10%以内为正常适中;肥胖度超过10%为超重;肥胖度在20%～30%为轻度肥胖;肥胖度在30%～50%为中度肥胖。

茯苓蜜膏

〔功效〕可健脾渗湿。适用于老年性水肿、肥胖症等。

【材料】白茯苓500克,蜂蜜1000克。

【做法】将白茯苓去黑皮,研为细末,用水漂去浮者,取下沉者,滤去水分,晒干,又一次研为细末,再漂再晒,反复3次,再研为细末,加入蜂蜜拌匀,熬成膏状。

【用法】日服2次,每次服15克,白开水送服。

黄瓜山楂蜜方

〔功效〕可促进消化,减少体内囤积的多余脂肪,并清理肠道,达到利水、减肥的目的。适用于实证型的肥胖患者。

【材料】嫩黄瓜5条,山楂30克,白糖、蜂蜜各50克。

【做法】1. 先将嫩黄瓜削去两头,去皮和瓤,洗净,切成条,入沸水中余烫至熟,捞出。

2. 山楂洗净用纱布包好,加清水200克熬取药液,共熬2次,取药汁约80克。

3. 净锅上火,倒入山楂汁,加入白糖,小火慢熬至糖化净时,再加入蜂蜜收汁,倒入黄瓜条,拌匀,装盘出锅即成。

【用法】随意食用。

山楂绿豆蜜饮

〔功效〕山楂有助于分解体内胆固醇和脂肪,有效预防肥胖。尤其适用于肥胖者夏天的食疗减肥。

【材料】新鲜山楂、绿豆各30克,蜂蜜适量。

【做法】1. 将新鲜山楂去籽及柄,清洗干净,然后切成薄片,晾干。

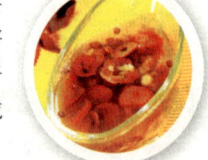

2. 在锅内加入适量清水,放于火上,用大火将山楂、绿豆煮至烂熟。

3. 再加入蜂蜜稍微煮一下。

【用法】温服,每日2次。

第十八节　更年期综合征

更年期综合征是由卵巢功能衰退、雌激素分泌水平下降而引起的自主神经系统功能失调，好发于 46～50 岁的中年女性。大多数更年期女性不需要特别治疗，但少数女性因卵巢功能衰退而引起内分泌及神经系统功能紊乱，形成更年期综合征，会严重影响正常的生活和工作。

山楂荷叶蜜饮

〔功效〕可活血散瘀，消积止痛，清热安神。适用于更年期综合征。

【材料】山楂 15 克，荷叶 12 克，蜂蜜 10 克。

【做法】上述材料一起水煎取汁。

【用法】代茶饮，每日 1 次。

鲜枸杞子蜜饮

〔功效〕可补肝益肾。适用于更年期综合征，症见月经紊乱或多或少、或先期或退后、头晕目眩、五心烦热、面潮红、腰膝酸软等症。

【材料】鲜枸杞子 250 克，蜂蜜 10 克。

【做法】将鲜枸杞子洗净后用纱布包裹，榨取汁液；再加入蜂蜜拌匀。

【用法】代茶饮，每次 10～20 克，每日 2 次。

韭菜蜜饮

〔功效〕可温阳寒宫。适用于更年期综合征，症见形寒肢冷、面色苍白、精神萎靡、腰膝酸冷、经血量少、色淡而清、夜尿频多等。

【材料】鲜韭菜适量，蜂蜜 10 克。

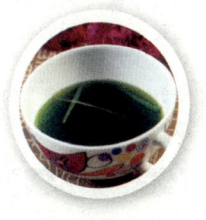

【做法】将韭菜洗净，用干净纱布包好，榨取汁液，服用前可加点白糖调味。

【用法】代茶饮，每次 5～10 克，每日 2 次。

生附子葱粉贴

〔功效〕可清热解毒、降逆退热。适用于更年期综合征引发的失眠、心烦、胸闷等病症。

【材料】葱 20 克，生附子末 65 克，面粉 30 克，白酒适量。

【做法】1. 将葱洗净，捣烂成泥，加入生附子末、面粉、白酒，搅拌均匀。
2. 贴敷于两足足心，外用纱布进行固定。

【用法】外用，每日 1 次。

蒜糖保健酒

[功效] 可解毒散瘀、活血通经。适用于更年期引起的食欲不振、失眠、精神不振等。

[材料] 大蒜100克，白酒500毫升，冰糖90克。

[做法] 1. 将大蒜去皮，放入碗中蒸20分钟。
2. 把蒸好的大蒜盛入酒瓶，加入白酒和冰糖，不断搅拌至均匀，加盖密封保存30天即可。

[用法] 口服，每日1次，每次20毫升左右。体虚、内热、畏寒、食欲不振者忌食。

蒜醋糖水

[功效] 蒜和红糖的组合增强了解毒消炎、祛痰止咳、安神宁心的功效。适用于更年期导致的身体及精神上的多种不适病症。

[材料] 大蒜、食醋各500克，红糖200克。

[做法] 将大蒜掰瓣或捣烂，与红糖一起放入瓶内，倒入食醋密封浸泡15天左右。

[用法] 吃蒜喝糖水，每日3次，每次15～20毫升。

木瓜银耳汤

[功效] 可安神宁心、祛热散寒。适用于更年期综合征引发的面色枯黄、毛发粗糙、精神萎靡等。

[材料] 木瓜1个，银耳、杏适量，蜂蜜少许。

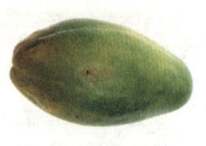

[做法] 木瓜去皮去核，切块；银耳浸软去蒂，洗净，汆烫；杏洗净。将木瓜、银耳、杏放进炖盅内，隔水炖1小时；熟烂后滴入蜂蜜即可。

[用法] 趁热服用，每日2次。

豆干炒蒜苗

[功效] 豆腐干具有益气补血、调理五脏六腑功能的作用。而蒜苗含有蛋白质、维生素、氨基酸、辣蒜素，有杀菌、消炎、生发的特殊功能。女性如能经常吃蒜苗，可延缓衰老，减轻更年期综合征的病症等。

[材料] 蒜苗250克，豆腐干200克，盐、味精各适量。

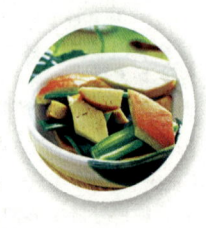

[做法] 1. 将豆腐干用水洗净，切成菱形片；将蒜苗去根、老叶，洗净，沥干水分，切段。
2. 锅中油烧热，放入蒜苗煸炒至翠绿色时，放入豆腐干片、盐继续煸炒至熟，再加入味精调味，即可出锅装盘食用。

[用法] 日常饮食，每日1次。

第十九节　慢性肾炎

肾炎是一种较为严重的肾脏疾病，主要病症为血尿、少尿、蛋白尿、水肿、高血压等，严重的肾炎会导致死亡。肾炎有多种不同的类型，较常见的有急性肾小球肾炎、慢性肾小球肾炎等。

熟地山药蜜露

〔功效〕可滋肾补脾。适用于肝肾阴亏、气血不足、体质虚弱、未见水肿或水肿不重的慢性肾炎患者。

【材料】熟地、山药各60克，蜂蜜500克。

【做法】1. 熟地和山药快速洗净，倒入砂锅中，加冷水1200克，用小火煎煮约40分钟，滤取药液，加水复煎。2. 合并2次药液，倒入盆中，加入蜂蜜，加盖不让水蒸气进入，用大火隔水蒸2小时，离火，待冷却后装瓶。

【用法】日服2次，每次服10克，饭后温开水送服。

荔枝草蜜糖水

〔功效〕可清热解毒、利尿消肿、凉血止血。适用于急性肾炎发热、水肿、少尿、尿中有白细胞者。

【材料】荔枝草、车前草各50克，蜂蜜10克。

【做法】将荔枝草和车前草洗净，放入砂锅，加水500克，煎汤去渣取汁，加入蜂蜜调匀即成。

【用法】日服3次，饭后0.5～1小时食用。

大蒜西瓜末

〔功效〕可解毒、消炎、利水。适用于慢性肾炎及其引发的小便难下、尿道肿痛等。

【材料】大蒜适量，西瓜1个。

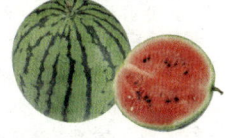

【做法】将大蒜剥瓣、去皮；西瓜洗净，从顶端切个小盖，挖除瓜瓤、子后，装满大蒜盖上小盖，密封置于糠火中煨至于枯。取出研成细末，贮瓶备用。

【用法】温水送服，每日2次，每次5克。

桃花蜜方

〔功效〕可养五脏、除水湿、通二便、消胀满。适用于水肿、小便不利等。

【材料】蜂蜜500克，白糖、鲜桃花各50克。

【做法】在春季采集鲜桃花，烘干，

放入大口瓶中，然后倒入蜂蜜，用筷子搅拌5分钟，再盖上一层白糖，密封贮存于阴凉处，10日即成。

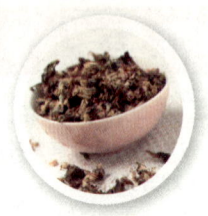

【用法】日服1~2次，每次10克。

《柠檬姜蒜爆牡蛎》

【功效】柠檬和蒜、姜的配合，有利于滋阴补肾、通利二便。适用于慢性肾炎引起的肾虚、水肿、小便不利等病症。

【材料】牡蛎300克，青椒、红椒各半个，柠檬屑、蒜末、姜末、葱末各适量；酱油2大匙，白糖、柠檬汁、盐各1小匙，白酒、胡椒粉、水淀粉各适量。

【做法】1. 牡蛎洗净，打开，取出牡蛎肉，洗净后，汆烫5秒，盛出后用冷水浸泡；青椒、红椒洗净后切斜段。

2. 油锅烧热，放入葱末、姜末、蒜末炒香。

3. 加入牡蛎肉、青椒、红椒同炒，放入水淀粉以外的所有调料炒匀，用水淀粉勾芡，撒上柠檬屑。

【用法】日常饮食，随时食用。

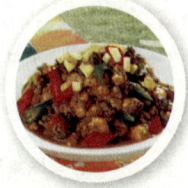

《薏苡仁大枣蜜粥》

【功效】可补脾益肾，利水除湿。适用于慢性肾炎水肿不严重且脾胃虚寒者。

【材料】生薏苡仁、大枣30克，蜂蜜、糯米各30克。

【做法】将生薏苡仁用冷水洗净，沥干；大枣用温水浸泡片刻洗净；糯米淘洗干净，与薏苡仁、大枣一同入锅，加水1500克，用中火煮约40分钟，离火即成。

【用法】当点心食用，日服1次。

《葱姜乌鱼汤》

【功效】可健脾补肾，排毒利水。适用于治疗慢性肾炎引起的水肿，有效缓解肾虚、气血不足等病症。

【材料】生姜50克，葱白7根，新鲜乌鱼1条（约500克），冬瓜皮、茅根各500克，大枣300克，茶叶200克，冰糖250克。

【做法】1. 将生姜、冬瓜皮、茅根、大枣、茶叶放入药锅，倒入清水1500毫升，煎煮片刻，过滤除渣，再用小火浓缩药液至1000毫升，备用。

2. 将乌鱼去肠杂、洗净，放入砂锅内，倒入药液，用小火煮至熟透酥烂，加入葱白、冰糖。

【用法】食菜喝汤，每日1次。

第二十节　尿路感染

尿路感染是由细菌侵犯尿路任何部位引起的炎症，多见于女婴、新婚妇女和老年男性。根据炎症部位及起病急缓不同，分为上尿路或下尿路、急性或慢性感染。常有不同程度的尿急、尿频、尿痛等病症。

阳桃蜂蜜方

〔功效〕可利尿解毒、除风热。适用于尿道炎、膀胱炎、膀胱结石等症。

【材料】鲜阳桃3～5个，蜂蜜适量。

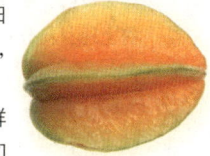

【做法】将鲜阳桃洗净切成小块，加清水1200克煎至600克，去渣后加入蜂蜜调匀即成。

【用法】日服2～3次。

葡萄藕蜜膏

〔功效〕可清利湿热，适用于尿路感染症。

【材料】鲜藕汁、葡萄汁各250克，生地黄200克，蜂蜜适量。

【做法】将生地黄洗净发透，再加水煎煮，每20分钟取煎液1次，共煎3次，去渣合并煎液，以小火煎熬浓缩至较黏稠时掺入藕汁、葡萄汁，继续熬成至膏状，加入1倍量的蜂蜜调匀，至沸后停火，待冷却后装瓶备用。

【用法】日服2次，每服10克。

姜汁小麦蜜饮

〔功效〕可通淋利尿。适用于淋证引起的小便淋沥、涩痛。

【材料】蜂蜜、生姜汁各50克，小麦10克。

【做法】将小麦加水适量，煎煮至水量为初始时的一半，去渣取汁，加入生姜汁、蜂蜜调匀即成。

【用法】饭前空腹温饮，日服1剂，分3次饮用。

姜汁冰粉

〔功效〕可通利尿道。适用于尿道炎及其引发的病症，如尿道瘙痒、疼痛等。

【材料】西瓜250克，猕猴桃、梨、樱桃各1个。姜汁3大匙，冰糖100克，蜂蜜2大匙，食用碱适量。

【做法】1.用

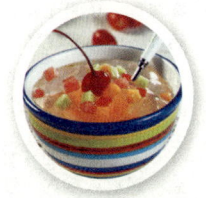

矿泉水、蜂蜜和少许姜汁搅拌成糖水。
2. 猕猴桃去皮，切小块；西瓜去皮，切小块；梨去皮，切小方片。
3. 将以上三种材料放入碗中，加入糖水。
4. 冰糖装入洁净布袋中，扎紧袋口，放矿泉水中泡10分钟，用手反复将布袋揉搓出黏液，取出布袋，立即放入少许食用碱，不停搅拌，搁置一旁，静待自然凝固，再放冰箱冷藏一下，取出，用小鱼尾勺将冰粉舀成片，放入碗中，加樱桃即成。

[用法] 当零食吃，隔日1次。

皮硝葱白贴

[功效] 可利水消肿、通淋排毒。适用于尿路感染引起的小便不利、艰涩难下等。

[材料] 带须葱白3根，皮硝30克。

[做法] 将上述材料一起捣烂成泥，贴敷于肚脐上，并用热水袋温熨。

[用法] 每日早、晚各1次，至小便通利即可。

葱盐贴熨

[功效] 可通阳利水、排毒消肿。适用于泌尿系统无阻碍的尿潴留。

[材料] 葱250克，食盐500克。

[做法] 将葱切碎，与食盐一起放入锅内，炒至温热，用布包裹贴敷于小腹及肚脐周围。

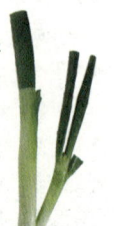

[用法] 外用，每次贴敷2～4小时，每日温熨数次，3～5日为1个疗程。

田螺葱白泥

[功效] 可通阳止痛、杀菌消肿。适用于尿路感染引发的小便疼痛、小便频多等。

[材料] 连须葱白3根，田螺3只。

[做法] 将上述材料分别洗净，捣烂成泥，贴敷于脐下3寸处，外用纱布和胶布固定。

[用法] 外用，每次贴敷1～2小时，每日温熨2次。

白菜帮子葱蒜熏

[功效] 可排毒、利水、通淋。适用于小便难下、尿道肿痛等。

[材料] 连须葱白8根，大蒜半个，花椒30克，胡椒15克，老白菜帮子8个，食盐1小匙。

[做法] 将上述材料一起下锅加水煎煮，然后趁热熏阴部。

[用法] 外用，每次熏半小时，每日至少熏2次。

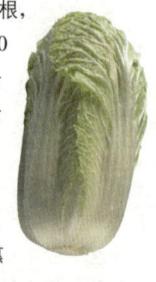

第二十一节 头痛

头痛是人类常有的病症之一，是一种发作性头颅血管收缩舒张功能障碍，与遗传、内分泌和精神因素有关，可由气候、季节、劳累、月经、饮酒、饮食、情绪等因素诱发。头痛时的伴随病症是多种多样的，如视力减退、偏盲、畏光、鼻塞、流涕、听力下降、血压波动等。

刺梨蜜膏

[功效] 可养阴液、除虚热。适用于热燥引起的头痛头晕、烦渴欲饮等。

[材料] 鲜刺梨500克，蜂蜜适量。

[做法] 将鲜刺梨去芒刺及核，洗净，放入锅中，加水适量，煮沸30分钟，滤取药汁，加水复煎，反复3次，合并滤液，放入锅中，小火煎煮至黏稠时加入等量的蜂蜜，搅拌均匀，小火煎煮至膏状即成。

[用法] 日服3次，每次服10～20克，温开水送服。凡脾胃虚寒及痰湿内阻者慎用。

大蒜僵蚕粉

[功效] 可开窍止痛，活血散瘀。适用于血管性头痛。

[材料] 大蒜7瓣，僵蚕10克。

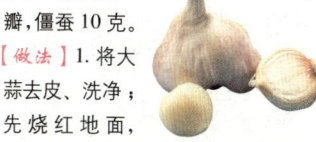

[做法] 1. 将大蒜去皮、洗净，先烧红地面，然后将大蒜逐个在地上磨成膏。

2. 再将僵蚕去头、足，放在蒜上，并拿碗覆盖着。

3. 取僵蚕研成细末，吸入鼻内。

[用法] 每日1剂，3～5日为1个疗程。

蒜汁滴鼻液

[功效] 可通利头目，缓解头部不适。适用于缓解偏、正头痛。

[材料] 大蒜适量。

[做法] 将大蒜研成细末，并绞取汁液；然后将汁液滴入鼻腔2～3滴。

[用法] 每日2次，2～3日为1个疗程。

白芥子蒜膏

[功效] 可止头痛、治脑疾、活跃脑细胞等。适用于头痛，且伴随有头冈、纳呆者。

[材料] 白芥子、大蒜各适量。

[做法] 将上述材料一起捣烂成膏状，贴敷于患处。

[用法] 外用，每日1剂。

第二十二节 关节炎

关节炎为一种常见的伴有全身病症的慢性关节疾病，多见于女性和老年人。患者多在早上起来后感到手指僵硬、手脚麻痹等不适。如果时间过久，关节疼痛就会慢慢扩大，从小关节疼痛发展成大关节疼痛。该病发生后全身关节都会受累，但主要侵犯四肢小关节。

川乌蜜粥

【功效】可散寒除湿、通利关节、温经止痛。适用于风寒湿痹、寒偏盛的关节剧痛或久痛不愈，以及小儿麻痹后遗症、小儿抽搐、涎壅等症。

【材料】川乌 5～10 克，粳米 50 克，生姜汁 1～2 克，蜂蜜 30 克。

【做法】1. 将川乌与蜂蜜一同放入砂锅中，用大火煮沸，再用小火煎煮 2 小时以上，取药汁 200 克，备用。
2. 粳米淘洗干净，入锅，加 500 克水，用大火烧开，再转用小火熬煮成稀粥，调入药汁和生姜汁，搅匀即成。

【用法】温热食用，日服 1 剂。凡阴盛阳虚、热证疼痛、小儿身体过弱者和孕妇均不宜服用。

草灰根粉葱姜泥

【功效】可温经散寒、除湿止痛，对治疗关节冷痛而导致的风湿痛有显著疗效。

【材料】生姜 60 克，香樟根粉 6 克，连须葱白、糯米草灰各 30 克。

【做法】将上述材料一起捣烂成泥，拌均匀后置于锅内炒热，贴敷于患处即可。

【用法】每日 1 次，贴敷至病愈为宜。

葱白胡椒粥

【功效】葱白气味辛辣，性温，有发汗解热、散寒通阳的功效。适用于风寒引起的关节炎。

【材料】葱 3 根，大米半杯，黑胡椒粒 1 小匙。

【做法】1. 葱洗净，取葱白部分切 3 厘米长的段；大米洗净泡水 1 小时。
2. 深锅内放入米和 5 杯水，用大火煮开后改小火煮。
3. 同时加入葱白及黑胡椒粒，煮至粥黏稠及香味飘出。

【用法】每日 2 次，早、晚各 1 次，7 日为 1 个疗程。

第二十三节 月经不调

月经不调是指与月经有关的多种疾病，为女性特有的生理现象。一般情况下，月经不调多表现为：月经周期提前或推后 7 天以上，或先后不定期；月经量少或点滴即净；月经量多、淋漓不尽或行经日数超过 8 天，常伴腰膝酸软、头晕耳鸣、腹痛，并有下坠感、精神疲惫等。

红糖老姜荷包蛋汤

[功效] 老姜和红糖能有效缓解女性因身寒体虚所导致的痛经，它们还含有"益母草"成分，可促进子宫收缩，排出产后宫腔内的瘀血，使子宫早日复原。

[材料] 鸡蛋 2 个，老姜 5 克，红糖 3 大匙。

[做法] 1. 将老姜洗净，放入锅中，加入适量清水用小火煮 20 分钟。
2. 将火关小，将鸡蛋轻轻磕入姜水中保证其呈荷包蛋，煮至鸡蛋浮起。
3. 根据自己的口味适量加入红糖搅拌均匀，盛入碗中即可饮用。

[用法] 口服，每日 1 次。

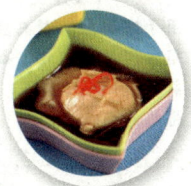

蒜酒方

[功效] 可活血散瘀，通经养血。适用于月经稀少，即每 2～3 个月或更长时间来一次月经者。

[材料] 上等大蒜 700 克，40 度以上的高粱酒 1800 毫升。

[做法] 蒜去皮洗净、擦后风干、捣碎后放入瓶内，再倒入高粱酒，至瓶子的十分之九处，合盖并用蜡密封保存，最好放在地下 1 米多深的土坑处。至少要埋 3 个月。

[用法] 口服，加 2 倍的水，并配以蜂蜜或冰糖食用。早、晚各 1 杯，至月经正常为宜。

干姜羊肉汤

[功效] 可补气养血、温经通脉。适用于气虚型月经过多。

[材料] 干姜 10 克，当归 2 克，生地黄 15 克，羊肉 500 克。

[做法] 将前 3 味材料洗净、切片；将羊肉洗净、切块。再将药和肉一起放入锅内，加入适量调料和水，用小火煮至肉烂。

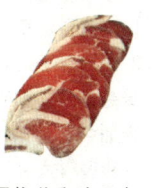

[用法] 喝汤食肉，任意食用。

第二十四节 痛经

痛经大多数是正常的，只有少部分需要医生诊断，痛经通常与体内的前列腺素分泌过多有关，过多的前列腺素会引起子宫痉挛，这种状况通常会在生育小孩后有所减轻；或者与月经时的心理紧张、焦虑有关。中医认为，痛经多因体质虚寒、气血瘀滞所致。

川椒炒姜芽

[功效] 可温中驱寒、发汗解表、解热镇痛、温经止痛。对于辅助治疗寒凝腹痛、汗湿凝滞型痛经、经前数日或经期小腹疼痛、得热痛减、经量少、经色暗黑有块或胃冷身疼等病症有很好的食疗效果。

[材料] 鲜嫩姜芽400克，青蒜1根，干红辣椒10个。

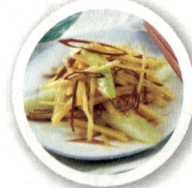

[做法] 1. 姜芽洗净，切丝；青蒜洗净，切成3厘米长的斜段；辣椒洗净、切丝。
2. 油锅置于火上加热，加入姜芽丝、青蒜煸炒，即可捞出。辣椒丝放入余油中煸炒出香味，把姜芽丝、青蒜和调料依次下锅，炒熟即可。

[用法] 日常饮食，任意食用。

生姜艾叶蛋药

[功效] 可温经止痛，排出瘀毒。适用于治疗脾胃虚弱、气血不足导致的冲任气血运行不畅、胞宫经血流通受阻，如小腹或腰部疼痛等。

[材料] 生姜15克，艾叶10克，鸡蛋2个。

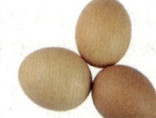

[做法] 将上述材料一起放入锅内，加入2大碗清水，用小火煮至蛋熟，去蛋壳用小火煮至药液大半碗即可。

[用法] 食蛋喝汤，每日1次。

双草血藤姜糖水

[功效] 可温经散寒，活血化瘀。适用于寒凝血瘀型痛经，此类痛经多因寒湿风冷内侵，凝结胞宫，致经前或经期冲任受阻，引起小腹疼痛，得热痛即减。

[材料] 生姜12克，龙牙草、益母草、大血藤各30克，红糖10克。

[做法] 将上述材料一起下锅，加水煎煮2次即可。

[用法] 温服，每日1剂。

第二十五节　中暑

中暑是指在高温环境或烈日暴晒下，体温调节功能紊乱引起的高热、惊厥、昏迷、痉挛等一系列中枢神经系统病症。中暑属急症，必须紧急处理。

冬瓜火腿粥

〔功效〕具有利尿消肿、清热解毒、祛痰镇咳的功效。适用于消渴、中暑、高热、口渴、痰鸣、咳喘、水肿、血淋等。

【材料】冬瓜500克，火腿肉50克，葱末、生姜末、盐各5克，香油15克，味精2克，粳米100克。

【做法】1. 将冬瓜去皮洗净，切成小块；火腿肉洗净蒸熟，切成碎米粒状；粳米淘洗干净，沥干。
2. 炒锅上火，下香油和冬瓜煸炒，加入火腿肉末、粳米、盐和1000克清水，用大火烧开，再转用小火熬煮成稀粥，加入味精、葱、姜即成。

【用法】温热食用，日服2～3次。凡虚寒肾冷、久病滑泄者不宜服用。

藿香扁豆蜜饮

〔功效〕可解毒化湿、健脾和中、清热解暑。适用于中暑昏迷、不省人事。

【材料】藿香、扁豆汁各20克，荷叶30克，蜂蜜12克。

【做法】将藿香和荷叶放入锅中，加适量水，煎汤去渣取汁，调入扁豆汁稍煎，再加入蜂蜜，调匀即成。

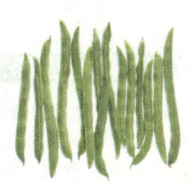

【用法】灌服，每日1次。

大蒜盐水

〔功效〕可排热毒、防中暑。适用于治疗中暑引起的心慌、头痛、呕吐、昏厥等。

【材料】大蒜1头，食盐适量。

【做法】将大蒜和食盐混合，并加入适量的凉开水，调匀即可。

【用法】内服，每日1次。

明矾蒜水

〔功效〕可解暑开窍。适用于治疗中暑引起的晕倒等不适。

【材料】大蒜6瓣，明矾10克。

【做法】将大蒜去皮，洗净，与明矾一起捣烂成泥，加入适量凉开水，拌匀即可。

【用法】口服，每日1剂。

第二十六节 昆虫咬、蜇伤

昆虫叮咬和蜇伤多见于蚊子、蜜蜂或黄蜂等,常见受害者为婴幼儿和青少年。一般情况下,昆虫咬、蜇伤后局部皮肤会产生瘙痒和疼痛,还会出现小红丘疹,并伴随有叮痕或硬肿块等。对于有过敏性体质的人群来说,还会出现比较严重的反应,如"过敏性休克"。

蜂蜜土豆粥

〔功效〕蜂蜜能够治疗感染性创伤、烧伤、冻伤。而土豆则具有健脾胃、消炎止痛的作用,适用于治疗虫咬引发的肿痛、奇痒等病症。

【材料】新鲜土豆250克,蜂蜜少许。

【做法】1. 土豆洗净,不用去皮,直接切碎粒。
2. 土豆与适量水一同入锅,煮成粥。
3. 加入蜂蜜搅拌均匀。

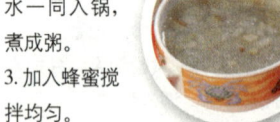

【用法】内服,每日1次,3～5次为1个疗程。

花草蒜泥贴

〔功效〕可清热解毒、消肿止痛。适用于因昆虫咬、蜇伤而引起的皮肤红肿热烫、疼痛难忍等病症。

【材料】大蒜6克,野菊花、鱼腥草、酢浆草各30克。

【做法】将上述材料捣烂成泥,搅拌均匀后直接涂抹于患处,外用纱布和胶布包扎固定。

【用法】外用,每日1次。

姜汁液

〔功效〕可解毒止痛、清热消肿。适用于昆虫叮咬后的皮肤瘙痒、难耐等。

【材料】生姜适量。

【做法】将生姜直接捣烂,并绞取汁液;然后将姜汁涂抹于患处。

【用法】外用,隔日1次。

葱泥蜜

〔功效〕可清热解毒、消肿止痛。适用于蜜蜂、蝎蜇伤等引起的酸痛、肿痛、麻痹、皮肤瘙痒等。

【材料】大葱2根,蜂蜜30克。

【做法】将大葱洗净,捣烂成泥,调入蜂蜜拌匀,敷于患部,盖上纱布,外用胶布固定。

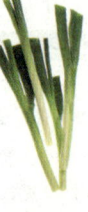

【用法】外用,每日1次,3次即可。

第二十七节　扭伤

扭伤是闭合性软组织损伤之一。多在外力作用下，使关节发生超常范围的活动，造成关节内外侧副韧带损伤。关节出现疼痛、肿胀、皮下瘀血、关节功能障碍等病症，其程度随扭伤程度而加重。轻者发生韧带部分纤维断裂，重者则韧带纤维完全断裂，并引起关节脱位或半脱位。

生姜椒面粥

〔功效〕生姜和蜀椒具有活血化瘀、消肿祛痛的功效。适用于扭挫伤引起的肿痛、红肿等不适。

【材料】面粉半碗，生姜3片，蜀椒1小匙。

【做法】1. 将蜀椒研成极细的粉末。
2. 每次取适量蜀椒末同面粉调匀，放入水中煮粥。
3. 粥将熟时，加生姜稍煮即可。

【用法】趁热服用，每日2次，早、晚各1次。

赤小豆蜂蜜方

〔功效〕可散热毒、祛恶血。适用于痈肿、扭伤、血肿等。

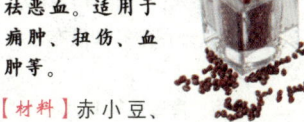

【材料】赤小豆、蜂蜜各适量。

【做法】将赤小豆研成粉末，加入适量蜂蜜，调成膏状，备用。

【用法】外用，敷于患处。

五倍子蜜醋膏

〔功效〕可散瘀消肿。适用于扭伤、丹毒、颈淋巴结核等。

【材料】五倍子粉150克，蜂蜜60克，醋300克。

【做法】先用砂锅将醋和蜂蜜煮沸，徐徐加入五倍子粉搅拌，熬成药膏，贮存备用。

【用法】外用，敷于患处，隔日1次。

葱白桂枝贴

〔功效〕可温经通络、行气止痛、排出瘀毒。适用于因暴力所致的腰部筋肉经络气血郁滞、气机不通、筋膜扭闪、骨节错位等。

【材料】葱白、桂枝各20克，食盐60克，小茴香30克。

【做法】将上述材料分别切碎，一起下锅炒至温热，并用布包裹熨烫患处。
【用法】外用,每次30分钟,每日2~3次。

大黄葱姜包

〔功效〕可活血化瘀、通经活络、消肿止痛。适用于急性腰扭伤,可缓解疼痛感。

【材料】姜汁小半杯,连须葱白5根,生大黄60克。

【做法】1. 将大黄研成细末,调入姜汁搅拌至糊状。
2. 将葱白捣烂炒热,加入姜汁中,搅拌均匀后,用布包裹擦揉患处,至皮肤发热、发红为宜。

【用法】外用,每日1次。

生姜大黄糊贴

〔功效〕可通络止痛,散瘀排毒。适用于急性腰扭伤、闪跌手足等。

【材料】生姜、大黄(研末)各适量。

【做法】将生姜捣烂绞汁,过滤取汁,调入大黄末拌匀成糊状,贴敷于患处,贴上油纸,盖上纱布,用胶布固定。

【用法】外用,每日1次。

当归葱芥熏洗方

〔功效〕可活血化瘀、舒筋止痛。适用于手足跌伤、腰背部受风而疼痛等。

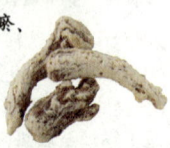

【材料】葱白、当归、荆芥各适量。

【做法】将上述材料一并下锅加水煎煮,然后再熏洗患处。

【用法】外用,每日2次,每次坚持半小时。

葱姜泥贴

〔功效〕可舒筋活血、排出瘀毒、缓解疼痛。适用于脚部转筋引发的疼痛和痉挛等。

【材料】生姜、葱白、面粉各适量。

【做法】将上述材料一起捣烂成泥,加入面粉炒热,并及时抹于患处,外用纱布和胶布包扎固定。

【用法】外用,隔日1次。

葱椒冰片贴

〔功效〕可活血化瘀、消肿止痛。适用于踝关节扭伤,对因打球不慎扭伤踝关节有显著疗效,既可以消除局部红肿,又可以减轻疼痛不适。

【材料】葱白60克,花椒12克,冰片0.6克。

【做法】将葱白洗净,捣烂如泥;花椒、冰片分别研磨成细末,一起混合拌匀,贴敷于患处,外用纱布和胶布包扎固定。

【用法】外用,每日换药1次。

第二十八节　鼻炎

鼻炎是鼻腔黏膜和黏膜下组织的炎症,分为急性、慢性、萎缩性和变应性鼻炎。其中急性鼻炎多为病毒感染引起的鼻腔黏膜充血、水肿、渗出的急性发炎性疾病;慢性鼻炎是急性鼻炎反复发作或治疗不当所致;萎缩性鼻炎是鼻腔黏膜、骨膜和骨质发生萎缩且发展缓慢的疾病。

白萝卜蒜汁

[功效] 可通经、消炎、散热、解毒等。适用于缓解慢性鼻炎病症。

【材料】鲜白萝卜、大蒜各适量。

【做法】将上述材料一起捣烂、取汁。

【用法】每日1毫升,分早、晚2次滴入鼻腔内,7日为1个疗程。

盐水蒜汁

[功效] 可活血化瘀、消炎止痛。适用于萎缩性鼻炎的治疗。

【材料】紫皮大蒜适量,生理盐水少许。

【做法】将紫皮大蒜捣烂成泥、绞汁过滤取汁;再用生理盐水调配。

【用法】用棉团蘸取调配好的药液,放入人体鼻腔内,约3小时后取出,每日1次,10次为1个疗程。

花叶草蒜方

[功效] 可消炎止痛、祛热除湿。适用于慢性鼻炎患者。

【材料】荷花30克,竹叶10克,大蒜头、甘草各6克。

【做法】将上述材料一起下锅,加入适量水煎服。

【用法】代茶饮,每日2次。

橙汁哈密瓜蜜汁

[功效] 可活血化瘀、消炎止痛。适用于急性鼻炎的辅助治疗。

【材料】哈密瓜300克,橙子3个,芹菜粒、西红柿丁各适量,蜂蜜1大匙。

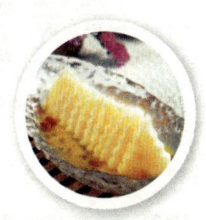

【做法】1. 橙子取肉,用榨汁机搅拌,过滤去渣取汁,加入蜂蜜调匀。

2. 哈密瓜去皮,切成三角形长条,用齿刀将长条切成锯齿形,再切成0.5厘米厚的片,竖着放入条形盘内,淋上橙汁蜂蜜混合液,并将芹菜粒、西红柿丁撒在盘内。

【用法】代茶饮,随时饮用。

第二十九节　口腔溃疡

口腔溃疡，又称为"口疮"，是一种反复发作的慢性口腔黏膜病，多发于青壮年，女性多于男性，一般10天左右可痊愈。本病可迁延数年或数十年不愈。该病与机体抵抗力下降、情绪失调、过度疲劳、内分泌紊乱、真菌感染及营养缺乏有关，多因病毒感染所致。

胖大海蜜饮

〔功效〕可清热解毒，润燥止痛。适用于肺虚咳嗽、干咳无痰、虚劳久咳、牙痛、目赤肿痛、声音嘶哑、咽喉炎、口腔溃疡等症。

【材料】胖大海2枚，蜂蜜适量。

【做法】将胖大海洗净，然后放入杯内，加开水冲泡，合盖焖3～5分钟，再加入蜂蜜调匀即成。

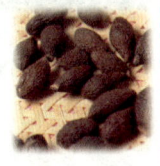

【用法】代茶饮，每日1剂。

百合柏子仁蜜方

〔功效〕可敛肺气、养心气、清虚火、宁心神、润五脏。适用于心肺火旺、舌疮干咳、夜卧梦多者。

【材料】鲜百合50克（干品20克），柏子仁10克，蜂蜜15克。

【做法】将新鲜百合洗净滤干，柏子仁洗去灰尘，一同放入砂锅中，加入500克冷水，小火煎煮30分钟，离火后加入蜂蜜，搅匀即成。

【用法】当点心食用。

红酒雪梨蜜汁

〔功效〕可促进口疮的愈合，起到排毒解毒的功效。适用于治疗复发性口疮及足热、心烦、胸闷等病症。

【材料】梨4个，红酒1瓶，蜂蜜、丁香、陈皮、柠檬汁各适量。

【做法】1.雪梨去皮留梗，对剖成两半，去核后放入大碗中，加入柠檬汁和清水备用。

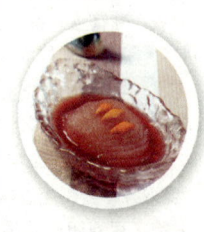

2.锅内放红酒、柠檬汁、蜂蜜、丁香、陈皮，煮沸后改小火慢煮5分钟；加入雪梨用小火慢煮15分钟后熄火。

3.将雪梨浸泡在汁水中，放入冰箱冷藏，食用时取出。

【用法】口服，每日早、晚各1次，5～7次为1个疗程。

第三十节 带下病

带下病，是以带下量多，或色、质、气味发生异常为主要表现的妇科常见病。以白带、黄带、赤白带为多见，常伴有全身或局部病症。带下多由饮食不节、劳倦过度，或忧思气结损伤脾气，或房事不节损伤肾气等所致。

大蒜熬汤

〔功效〕具有杀菌、消炎、止带的功效。适用于滴虫性阴道炎、带下、阴痒等病症。

【材料】大蒜2个。

【做法】大蒜去皮，捣碎，加水熬汤。

【用法】每日局部浸洗2～3次。

苦参蒜糖粉

〔功效〕可杀菌、消炎、止痛、散瘀。适用于带下、阴痒者，对治疗滴虫性阴道炎有显著缓解和改善作用。

【材料】大蒜9克，苦参、蛇床子各6克，白糖3克，葱白8～10根。

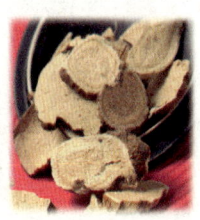

【做法】将上述材料一起烘焙干，并研磨成粉末；再将葱白放入水中煮沸；患者取坐浴坚持10分钟。

【用法】每晚1次，连用5～10日。

大蒜羊肉汤

〔功效〕可消肿止痛、温经润肠。适用于产后带下及赤白等病症。

【材料】大蒜、豆豉各90克，羊肉1000克。

【做法】将上述材料一起下锅，加适量水煎煮2次，合并汁液即成。

【用法】吃肉喝汤。

白果蜜糖饮

〔功效〕可补肾固涩、滋阴通经。适用于男子遗精、女性带下等。

【材料】白果60克，白糖40克，蜂蜜适量。

【做法】将白果去衣，并捣烂成泥；再加入白糖调匀；最后加入开水和蜂蜜冲调即成。

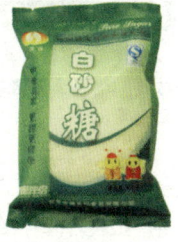

【用法】睡前饮服。

第三十一节 无名肿毒

肿毒是外科体表的化脓性急病，具有肿热高起、发热、红肿、疼痛等特点。无名肿毒即为在体表局部骤然发生红肿、疼痛的一种症候，因无适当名称而得名。其主要病症表现为或痛或痒，严重者甚至会发生焮赤肿硬、患部附近的淋巴结肿大等现象。

大蒜牛奶羹

〔功效〕具有通经活络、消肿止痛、解毒散瘀的强大功效。适用于无名肿毒引发的皮肤红肿、疼痛、化脓等病症。

【材料】大蒜适量，牛奶1杯，白糖少许。

【做法】1.将大蒜去皮、切片，放入炖盅内，加水100毫升，用小火炖煮1小时，备用。

2.把牛奶放入奶锅内，用中火烧沸，同大蒜混匀，烧沸，加入白糖即成。

【用法】每日1次，每次喝1杯。

蒲公英醋蒜

〔功效〕具有排出病毒、消肿止痛的功效。适用于无名肿毒引发的肿痛、发炎等。

【材料】独头蒜20克，蒲公英20克，食醋少许。

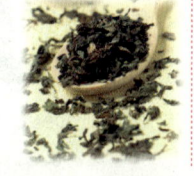

【做法】将上述前两味材料捣烂成泥，然后调入食醋搅拌均匀，并逐渐搅成糊状。

【用法】外用，每日1次。

银花山楂蜂蜜汤

〔功效〕银花具有清热解毒的功效，可以有效排出皮肤内的肿毒，并消除肿痛；蜂蜜则具有强大的消炎化瘀的功效，可以积极地帮助皮肤消肿、杀菌、镇痛。

【材料】银花50克，山楂、蜂蜜各20克。

【做法】1.山楂洗净，去蒂，去子；银花用清水冲洗干净，备用。

2.把准备好的银花和山楂放入锅内，加适量清水，先用大火煮沸，后用小火煮30分钟左右。

3.然后去渣取汁，并加入蜂蜜调匀，即可食用。

【用法】代茶饮，每日3次。

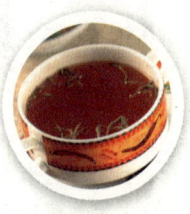